LA ROUTINE HEALTHY DE SOSSOPOST

LA ROUTINE HEALTHY DE SOSSOPOST

SANS PRIVATION NI FRUSTRATION

SES RECETTES 100 % PLAISIR,
SES SECRETS ANTI-CRAQUAGES

LAROUSSE

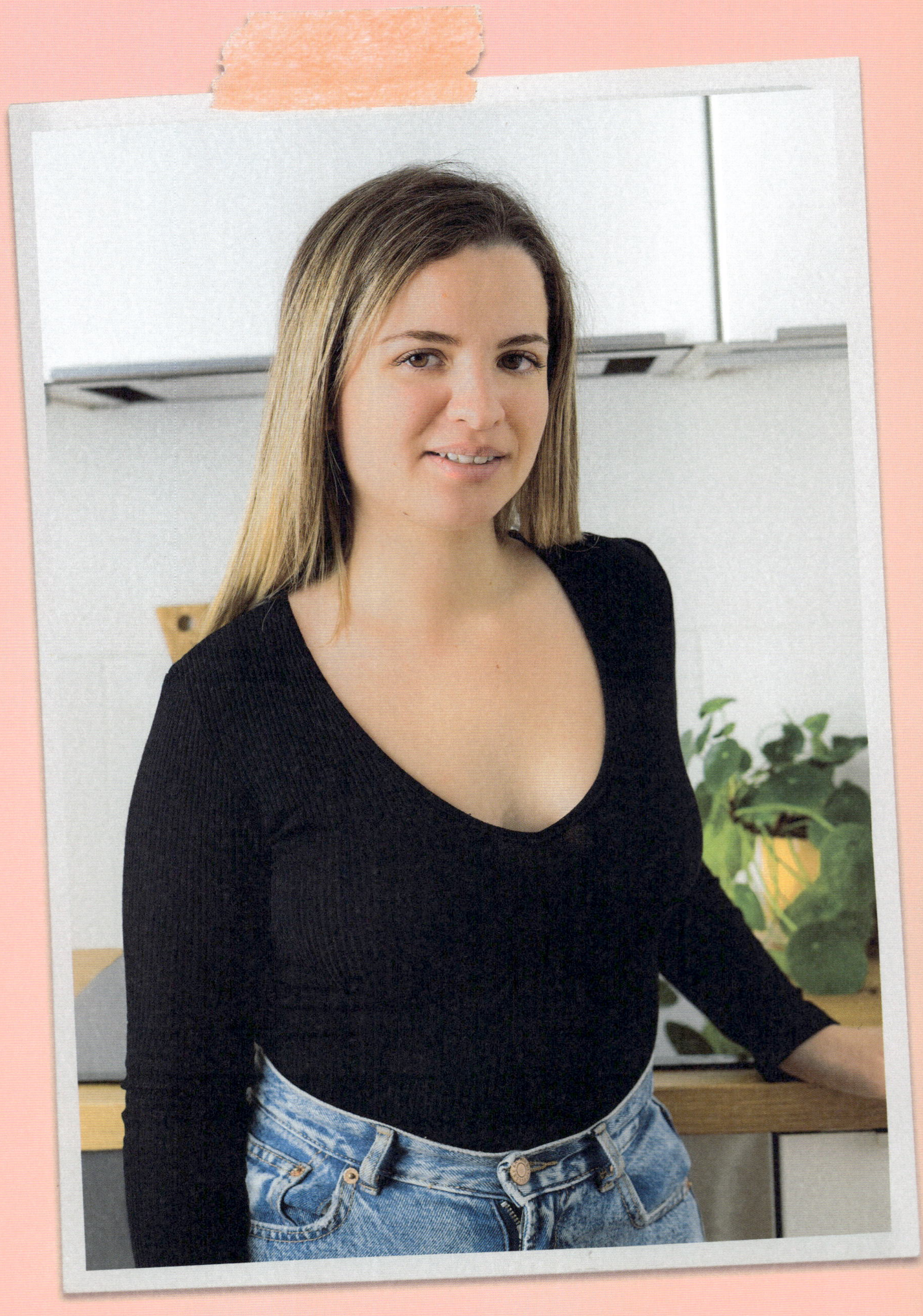

Le petit mot de Sosso

Après vous avoir partagé ma routine perte sur les réseaux sociaux, j'ai eu l'envie de vous dévoiler ma vie, mon quotidien. Je suis heureuse de vous présenter aujourd'hui mon livre ! À travers celui-ci vous comprendrez exactement le fonctionnement de mon alimentation qui pourra vous servir d'inspiration et de *guideline* dans une routine repas non frustrante.

Pour celles et ceux qui me connaissent déjà, vous reconnaitrez dans ce livre les meilleures recettes de mes réseaux sociaux. Vous y trouverez aussi de nouvelles recettes inédites avec de nombreux tips et astuces qui faciliteront votre quotidien, et vous aideront à renouveler vos repas pour ne jamais manquer d'idée !

Au fil des pages, vous découvrirez toutes les clefs pour trouver votre rythme autour de plats simples, gourmands et surtout rassasiants pour ne ressentir aucune frustration !

Parce que j'aime me simplifier la vie, et la vôtre aussi !

SOMMAIRE

INTRODUCTION

L'HISTOIRE *DE SOSSOPOST*

Pour que vous fassiez connaissance avec la Sophie derrière le pseudo « Sosso », je vous dévoile ici une partie de mon histoire, et vous raconte ainsi comment l'aventure Sossopost a pu voir le jour !

LA NAISSANCE DE SOSSOPOST

L'aventure Sossopost a débuté il y a un an et demi, de l'envie présente depuis longtemps et toujours plus grandissante de partager un peu de « moi » sur les réseaux en comptant sur ma spontanéité. Le nom « Sossopost » est tout simplement un jeu de mots entre mon surnom depuis petite, « Sosso », et l'expression je « poste », l'activité sur les réseaux ! Je me suis dit aussi que « Sossopost » se retiendrait facilement.

Un jour, j'ai publié la fameuse recette de mon porridge d'avoine, devenue virale le jour-même. J'étais impressionnée par l'engouement suscité par une simple vidéo ! J'ai alors continué à poster des recettes et des vidéos, et ma façon d'être a accroché la grande communauté que j'ai à présent. Aujourd'hui, ma communauté, composée surtout de femmes, je la considère comme mon entourage, de par sa présence quotidienne et sa bienveillance ! Je lui donne mon énergie, ma « vibe », et elle me la rend tous les jours. On est devenu une vraie bande de copines, ma communauté et moi !

On est devenu une vraie bande de copines, ma communauté et moi !

Mon objectif avec mes réseaux, Tiktok, Instagram et Youtube, est d'avoir une influence positive sur les femmes ! Si l'argument peut paraître un peu cliché pour une influenceuse, ma communauté me connaît, et sait à quel point l'expression a du sens pour moi. J'ai ce besoin de sororité ! Aller ensemble, c'est aller plus loin.

MES SOURCES D'INSPIRATIONS ET DE MOTIVATION

Pour me lancer, j'ai évidemment eu des inspirations. D'abord pour ce qui est de la création de contenu : Emmy Makeup Pro est l'une des Youtubeuses qui m'ont donné l'envie de devenir moi-même un jour Youtubeuse ! J'aime sa simplicité et son naturel, des traits qui me correspondent.

Mais ma plus grande source d'inspiration reste mon père. Savez-vous d'où vient mon porridge ? De mon papa justement, qui me préparait sa « bouillie d'avoine » dès mon plus jeune âge. L'énergie positive que je transmets aujourd'hui, je la lui dois, toujours optimiste, même dans les pires situations. On me reproche même parfois d'être « trop » optimiste, mais si j'en suis là aujourd'hui, c'est grâce à ça, alors je vais continuer !

Je reçois énormément de soutien de mes proches. D'ailleurs, ma fan numéro une, c'est ma mère. Elle me dit toujours qu'elle me « cherche sur Google tout le temps ». Une maman quoi ! J'ai aussi beaucoup de reconnaissance pour mon mari, qui est toujours là pour moi et qui m'encourage par tous les moyens, à chaque instant.

L'ORIGINE DE MA « ROUTINE PERTE »

Pour créer un contenu pertinent, j'ai observé mon quotidien, ma propre routine et ai cherché à bien la comprendre pour mieux la partager. J'ai alors compris que j'ai en fait quasiment toujours suivi le principe du jeûne intermittent sans même en être consciente. Par confort, je préférais dormir le ventre léger. Un jour, en débutant un nouveau travail, et ne sachant pas que je suivais jusqu'alors une routine particulière qui me maintenait « mince », j'ai commencé à manger davantage et de manière disparate avec les encas proposés par les collègues. Vous comprenez : l'ambiance bureau et les croissants du matin... Lorsque je me suis aperçue des changements de mon corps, j'ai voulu comprendre pourquoi. J'ai réalisé alors que je ne grignotais tout simplement pas à l'origine et que je ne mangeais pas le soir, sauf exception. J'ai donc repris ma routine, avec ses mécanismes, mes repas simples et rassasiants, qui coupent l'envie de grignoter. Et j'ai tout reperdu !

J'ai choisi de ne pas culpabiliser, de manger en pleine conscience pour pouvoir apprécier le moment.

On rencontre tous des difficultés dans l'alimentation, tous sans exception. J'ai choisi de ne pas culpabiliser, de manger en pleine conscience pour apprécier le moment. À une époque, on a voulu me mettre à la diète et au sport. J'en ai beaucoup souffert. Autant vous dire que je déteste les salles de sport, et ce n'est pas faute d'avoir essayé ! Vous ne devez rien à personne. Faites les choses pour vous et pour personne d'autre ! Les craquages, c'est ok. Dans ma routine, aucun aliment n'est diabolisé. Je mange de tout et je suis rassasiée.

DISCLAIMER SUR MA ROUTINE !

Pour rappel, je ne suis pas spécialiste ! Je donne juste des recettes très basiques pour faciliter la vie, et je montre que l'on n'a pas besoin de se priver pour perdre. Je partage ma routine qui peut servir de *guideline* dans une vie, un cadre, une organisation de repas. De même, chacun a son propre besoin quotidien en protéines en fonction de sa taille, de son rythme, etc.

L'ORGANISATION DE SOSSO *DANS SA ROUTINE*

C'est à chacune de trouver son propre rythme et d'organiser sa routine selon sa faim ! C'est le principe même de ma démarche. Néanmoins, si vous sentez le besoin d'être accompagnée dans vos débuts, je vous détaille ici ma routine perso !

MA ROUTINE !

Ma plage horaire n'est à l'origine pas trop calculée. D'ailleurs, je ne l'impose à personne, car c'est à chacune de trouver les siennes. Mais, si vous avez besoin de suivre, dans un premier temps, un rythme qui vous est dicté, vous pouvez vous caler sur le mien avant de trouver le vôtre ! Pour ma propre routine, j'écoute mon corps : je suis mes horaires de faim et ne mange pas le soir pour mieux dormir ! Ainsi s'est dessinée une plage horaire de plus ou moins 8 h dans ma journée, sur laquelle j'ai dispatché mes trois repas.

Ainsi s'est dessinée une plage horaire de plus ou moins 8 h dans ma journée, sur laquelle j'ai dispatché mes 3 repas.

Je suis très matinale et je démarre avec un bon verre d'eau pour réveiller mon corps ! Je m'hydrate beaucoup tout au long de ma journée, environ 2 litres d'eau minimum, du thé le jour, des infusions le

- **9 H-10 H :** je prends mon petit déjeuner pour bien entamer ma journée de travail, les tâches quotidiennes, etc.
- **11 H :** heure du petit creux. Je bois un grand verre de mon smoothie du jour ! Cette boisson riche et rassasiante me permet de faire le plein de vitamines et de tenir sans grignoter jusqu'au déjeuner.
- **12 H-14 H :** c'est l'heure du déjeuner. Un repas rassasiant et gourmand m'attend avant d'enchaîner avec la suite de ma journée de travail.
- **15 H :** petit creux... Je bois le reste de mon smoothie.
- **17 H :** enfin l'heure de mon dernier goûter-repas de la journée !

soir avant 19 h pour m'occuper devant Netflix avant de dormir. Bien entendu, il n'y a pas de règles sans exception ! Je respecte autant que possible ce planning, mais par exemple quand je suis à la course, je décale, et aucun mal à ça.

MA RÈGLE D'OR : NE PAS CULPABILISER !

Important : je m'autorise toujours un repas « joker » le weekend, qui ne suit aucune règle ou horaire précis ! C'est un moyen de faire perdurer ma routine, sans aucune frustration et quasiment aucune incidence sur le résultat. Rien n'est proscrit dans ma routine ! Et, au-delà de ce repas « joker » qui sort du cadre de la routine, les repas « cheatmeals », dont vous trouverez des recettes parsemées dans ce livre, peuvent quant à eux intégrer vos menus hebdomadaires pour profiter de plats gourmands et non frustrants au quotidien. Tout est une question de proportions et d'écoute de votre corps.

Je m'autorise toujours un repas « joker » le weekend.

Une vie, c'est long, et on a tous des moments où les choses sont différentes pour diverses raisons : l'adolescence, les ruptures, les humeurs changeantes, les périodes de stress (travail, déménagement, etc.). Bref, on est humain quoi ! Je suis cette routine depuis « quasi toujours », et quand je dis « quasi toujours », évidemment, je ne parle pas ici de l'enfance où on ne négocie pas avec les parents ce qu'on peut laisser dans l'assiette...

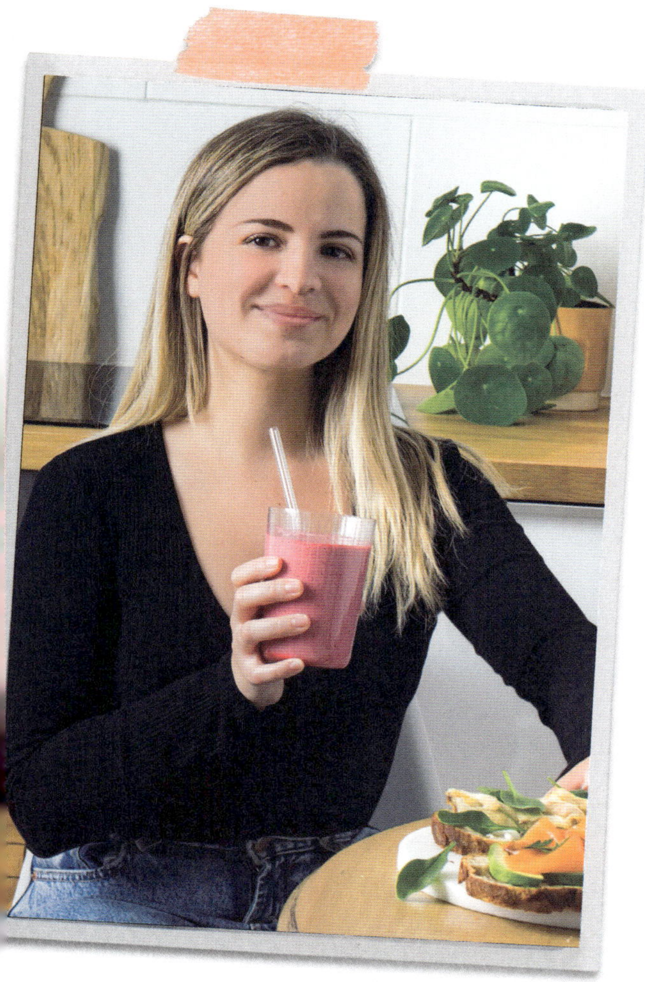

MA ROUTINE PERSONNALISÉE

À présent que vous connaissez les secrets de ma routine, à vous de créer la vôtre ! Adaptez-la à votre rythme quotidien et surtout à votre faim, le tout est de prévoir une plage de 7 h à 9 h pour vos trois repas de la journée.
Dans un premier temps, observez vos habitudes, notez-les et posez-vous ces questions :

- À quelle heure je me lève ?
- Quel est le vrai premier repas de ma journée ?
- Quelles sont mes heures de faim ?
- Ai-je une tendance à grignoter entre les repas ?
- Suis-je une couche-tard ?

Vous verrez que votre planning va vous apparaître très rapidement et facilement ! Prévoyez vos trois repas et calculez votre plage horaire à partir de votre première sensation de faim habituelle de la journée.

IDÉES MENUS *POUR LA SEMAINE*

Parce qu'il n'est pas toujours facile de composer des menus variés qui vous correspondent, j'ai concocté pour vous quelques menus avec des recettes que vous trouverez dans ce livre.

TEAM SUCRÉE

MENU 1

Petit déj' : Pouding cake cannelle, coulis de myrtille **P. 36**
Déj' : Bagel chèvre et miel **P. 70**
Goûter : Bol cream choco-noisettes, fraises et graines de chia **P. 110**

MENU 2

Petit déj' : Sandwich toasté cream stracciatella fraise **P. 48**
Déj' : One pot pâtes poulet peanut poivron rouge **P. 92**
Goûter : Bol crumble cream et pommes caramélisées **P. 112**

TEAM SALÉE

MENU 1

Petit déj' : Toast poulet, épinards et ricotta **P. 60**
Déj' : Pommes de terre persillées en sauce **P. 100**
Goûter : Club sandwich tzatziki et thon **P. 148**

MENU 2

Petit déj' : Sandwich baguette avocado et thon **P. 56**
Déj' : Riz cream dinde et champignons **P. 98**
Goûter : Feuilleté persillé au fromage **P. 144**

TEAM GOURMANDE

MENU 1

Petit déj' : Cookie bowl fondant chocolat blanc **P. 28**
Déj' : Roulé oriental kefta et tomates confites **P. 82**
Goûter : Bol crumble cream et pommes caramélisées **P. 112**

MENU 2

Petit déj' : Géant cookie banane-noisette **P. 42**
Déj' : Gratin de cannellonis courgettes et chèvre **P. 106**
Goûter : Tiramisu mousse chocolat et beurre de spéculoos **P. 124**

TEAM HEALTHY

MENU 1

Petit déj' : Tiramisu healthy crunchy fruité **P. 44**
Déj' : Poutine healthy végé **P. 102**
Goûter : Porridge chocolaté au sirop d'érable **P. 114**

MENU 2

Petit déj' : Mug cake chocolat fondant healthy géant **P. 38**
Déj' : Gnocchis carbo healthy **P. 88**
Goûter : Bowl cake charlotte aux framboises healthy **P. 126**

LES CONSEILS DE SOSSO POUR PRÉPARER ET COMPOSER VOS PROPRES MENUS !

CONSEIL N°1 : *SE FAIRE PLAISIR !*

Je suis mes envies, mon feeling. Je pioche dans ce que je préfère dans toutes les recettes de mon quotidien.

CONSEIL N°2 : *PRÉVOIR SES MENUS DE LA SEMAINE !*

Je prévois mes menus au maximum dès que j'ai un moment. Cela me permet de ne pas me jeter sur n'importe quoi et m'enlève toute anxiété alimentaire, puisque je ne me pose pas mille questions quand je me lance dans la préparation.

CONSEIL N°3 : *CUISINER EN AVANCE !*

Je prépare mes repas, je les mets dans des boîtes et, hop, au congélateur, ou au réfrigérateur si c'est pour le lendemain. Et plus qu'à réchauffer ! Une façon de faire aussi simple que mes recettes.

CONSEIL N°4 : *ADAPTER LES PROPORTIONS À SON PROPRE ÉQUILIBRE !*

Un équilibre est toujours à trouver dans n'importe quelle routine alimentaire (je n'aime d'ailleurs pas le mot « régime », et ma communauté le sait). Suivre son feeling, manger à sa faim, ni plus ni moins ! C'est-à-dire apprendre à discerner la fausse faim (grignotage, envie) de la vraie faim. Comme je l'ai souvent dit, selon sa taille, son rythme de vie, il faudra adapter en calculant ses besoins journaliers. En général, d'après les retours très positifs reçus, les femmes suivent avec exactitude ma routine et perdent du poids. Néanmoins, je conseillerais malgré tout d'aller voir un ou une spécialiste, surtout en cas de soucis de santé. Si nécessaire, une fois le calcul effectué avec le ou la spécialiste, adaptez simplement les quantités des recettes. En ce qui me concerne, je ne suis pas focalisée sur les quantités quotidiennes de protéines, glucides, etc. Les légumes, c'est à volonté. Et ça me va ! Ensuite, à vous de choisir et de placer les recettes qui vous plaisent dans une journée.

MES MENUS PERSONNALISÉS

	LUNDI	MARDI	MERCREDI	JEUDI	VENDREDI	SAMEDI	DIMANCHE
REPAS 1							
REPAS 2							
REPAS 3							
SMOOTHIE							

N'oublie pas de placer ton repas joker !

ROUTINE HEALTHY ET VIE SOCIALE, *C'EST POSSIBLE !*

Vous vous demandez comment intégrer votre routine à la vie en communauté ? C'est hyper simple. Pour rappel, je déteste le « trop de contrôle ». Vous ne me verrez donc jamais avec ma barquette au resto ou à un repas de famille...

AU RESTO

Quand je vais au resto, je prends un repas équilibré sur la carte : féculent, viande, légumes, avec sauce ou sans sauce, peu importe, de toute façon on suit le « je mange à ma faim ni plus ni moins ». Je ne prends pas de dessert, ce n'est pas dans mes habitudes, sauf exception toujours (ça peut arriver, rien de grave, et la routine n'en sera pas pour autant cassée). Un resto est donc tout à fait envisageable et peut être inclus dans votre routine s'il respecte votre plage horaire déterminée. Ce point pourra en étonner certaines, car en y regardant de plus près, au contraire du « régime alimentaire commun », je ne suis pas la formule « entrée, plat, dessert », mais vous invite à raisonner votre gourmandise. Un plat suffira certainement à vous rassasier !

EN FAMILLE

Pour le repas de famille, là encore, je mange à ma faim. Et si une grosse raclette est servie, ce sera mon fameux repas « joker » de la semaine. Mais qui refuserait une bonne raclette ?

ENTRE AMIS

Si la sortie est un gros fast-food qui explose les scores en une moitié de sandwich, alors c'est très simple : je déplace mon repas « joker » du weekend à ce moment-là, no stress. Je ne bois pas d'alcool par choix et je privilégie les boissons « zéro ».

Petit disclaimer

Encore une fois, c'est ma routine, donc forcément je vous donne mes préférences. Pour l'alcool, j'estime que si c'est une fois par semaine en mode « joker », c'est très raisonnable, et si c'est bu avec modération bien sûr !

À VOUS DE JOUER !

Il est maintenant temps de passer aux fourneaux et, là encore, je vous guide au mieux pour vous faciliter la vie au quotidien ! Je vous donne quelques clés pour bien comprendre et adapter vos recettes à votre morphologie avec des principes simples dans le dosage des ingrédients !

Une poignée d'un ingrédient : le dosage par poignée permet d'obtenir les proportions adaptées à votre morphologie !

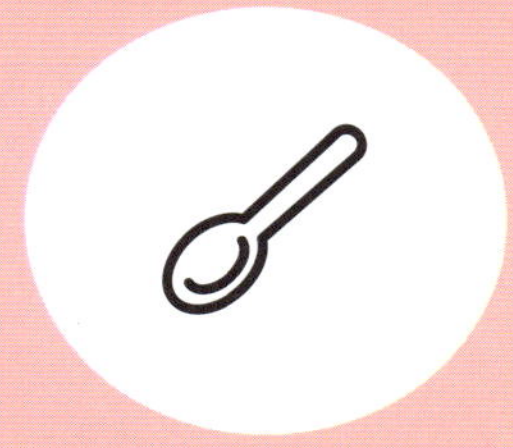

Une cuillère, tout simplement, avec la précision lorsqu'il s'agit d'une cuillère à café ou bien à soupe. S'il n'est pas précisé « bombée » pour une proportion, il s'agit d'une cuillère rase.

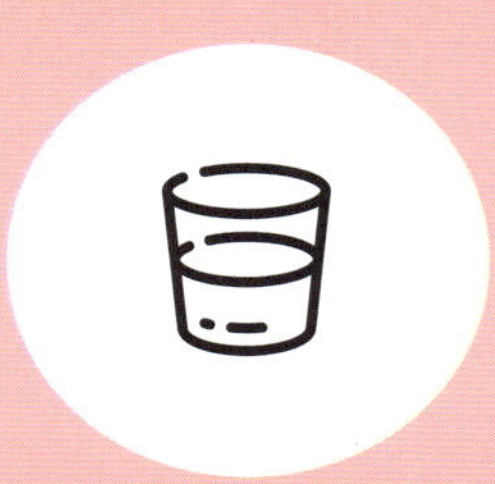

Un verre classique de 15 à 20 cl de contenance.

« À VOLONTÉ »

Vous remarquerez que pour certains ingrédients, j'indique une dose « à volonté », souvent il s'agit de légumes, car pour ceux-ci aucune restriction, alors à vous de doser selon votre envie.

« 1 CARRÉ DE BEURRE »

Correspond à un morceau de beurre d'environ 10 g.

« SUCRE ZÉRO CALORIE »

Il existe des sucrants non caloriques que vous pouvez trouver facilement au supermarché, comme la stevia, un substitut naturel.

MON PETIT DÉJEUNER

BOL CREAM *SPÉCULOOS ET POIRE*

1 personne

Préparation – **10 min**

Cuisson – **7 min**

1 carré de beurre

2 poires coupées en cubes

1 à café de sucre zérc calorie (facultatif)

4 petits-suisses

2 spéculoos

1 à café de confiture d'abricots

1 Dans une poêle, faites fondre le beurre 2 min à feu moyen.

2 Ajoutez les poires et le sucrant. Laissez confire 5 min à feu moyen tout en remuant de temps en temps.

3 Dans un bol, mélangez les petits-suisses, les spéculoos émiettés et la confiture d'abricots.

4 Disposez ensuite en topping les poires confites et dégustez !

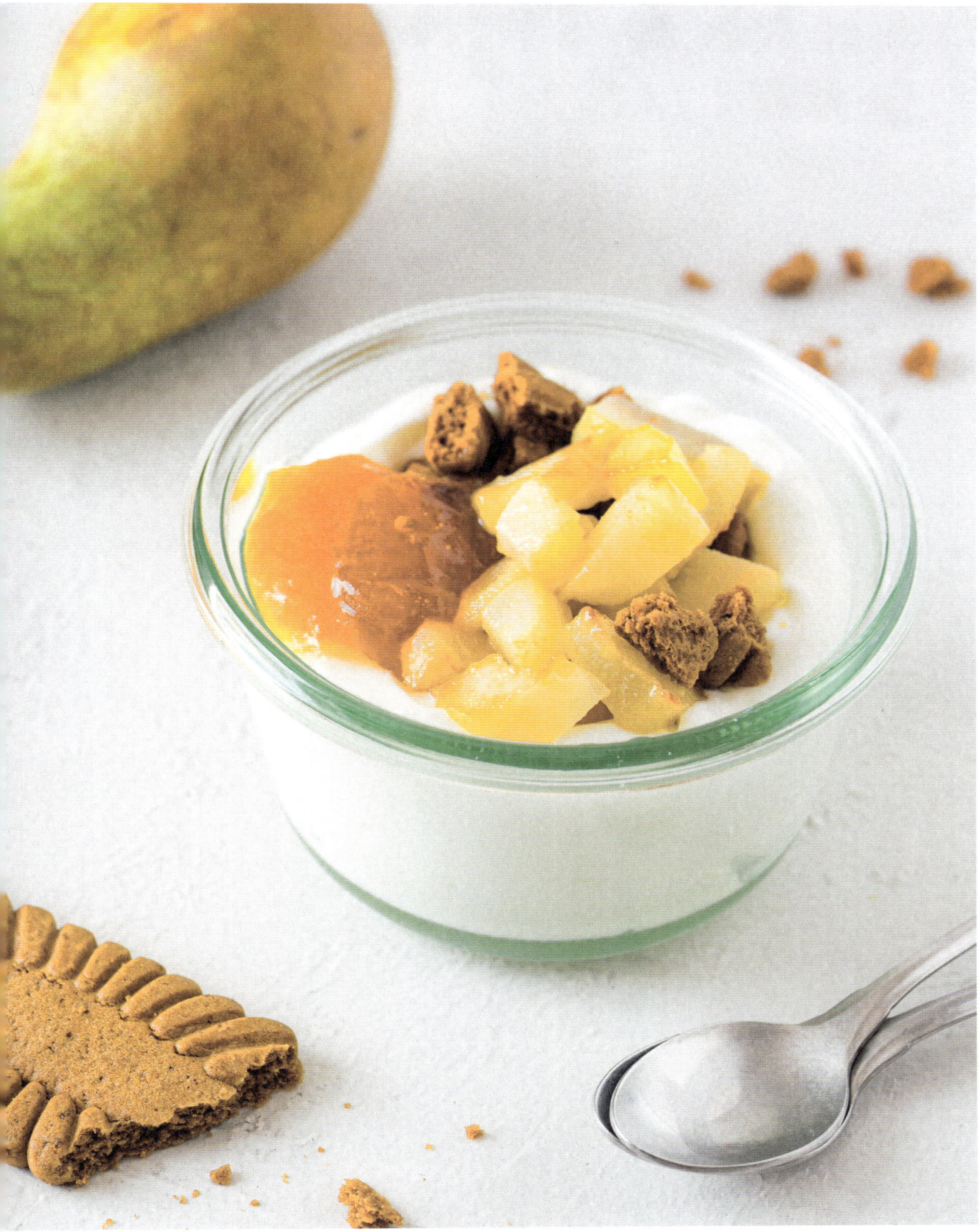

BANANA SPLIT *PORRIDGE*

1 personne

Préparation – **5 min**

Cuisson – **2 min**

1 d'avoine

1 banane coupée en rondelles

2 carrés de chocolat noir

1 à soupe de sucre zéro calorie

1 de lait

1 à café de pâte à tartiner

1 Dans un bol, versez l'avoine, puis la banane, le chocolat, le sucrant et le lait. Mélangez et placez la préparation 2 min au micro-ondes sur puissance maximale.

2 Déposez la pâte Noccialata® en topping.

Vous pouvez aussi réaliser cette recette avec du lait d'amande ou une boisson à la noisette pour une version végan.

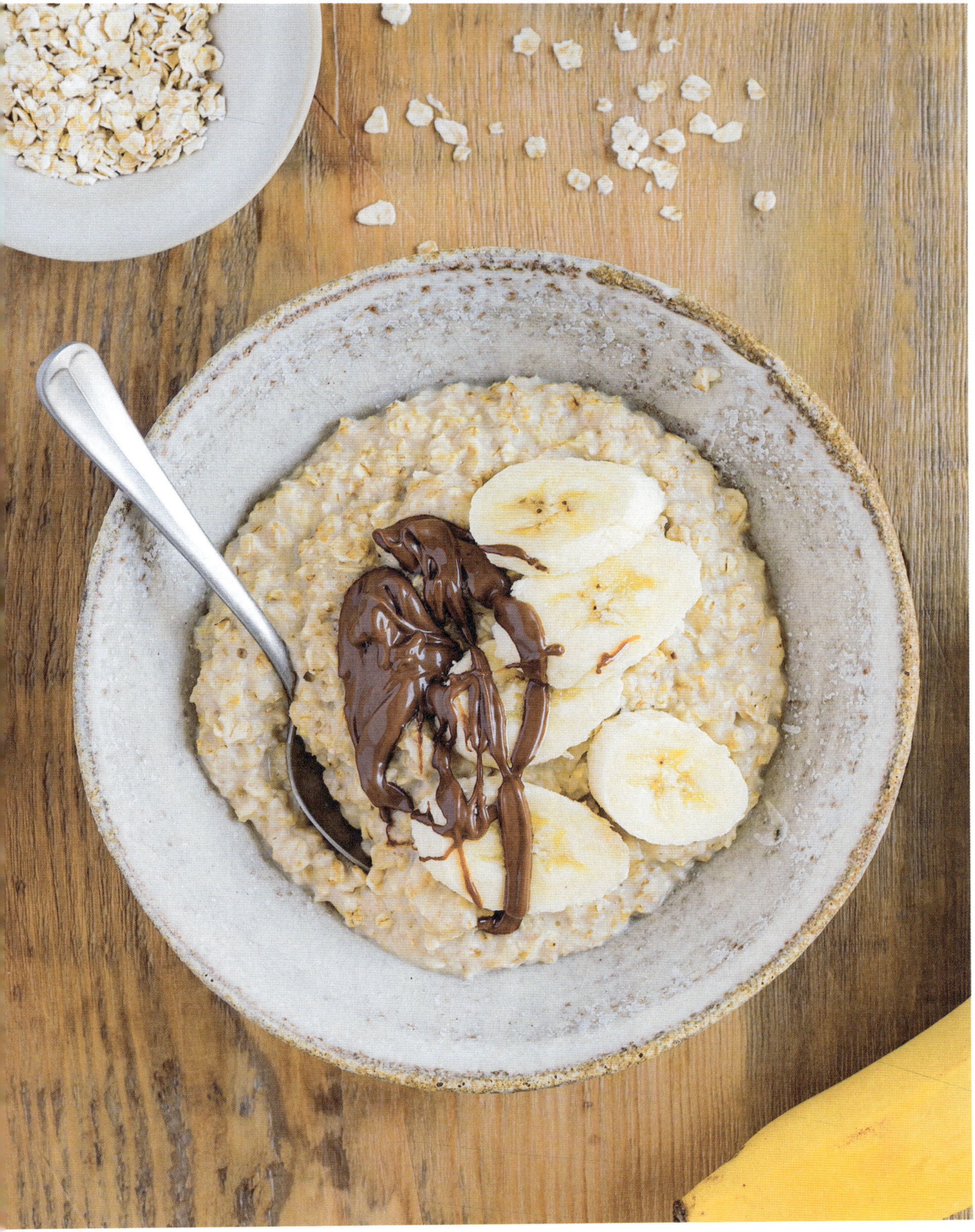

BOL CREAM CHEESE
CONFITURE EXPRESS

1 personne

Préparation – **5 min**

Cuisson – **1 min et 30 sec**

1 bol de fromage blanc nature

2 à café de sucre zéro calorie

2 de framboises surgelées

1 de votre muesli préféré en topping

1 Remplissez votre bol de fromage blanc, puis ajoutez 1 c. à café de sucre et mélangez.

2 Dans un autre récipient, faites fondre les framboises surgelées et le reste de sucre 1 min et 30 sec au micro-ondes à 500 W. Arrêtez la cuisson juste avant d'obtenir une texture trop liquide.

3 Versez cette confiture express et le muesli sur le fromage blanc.

Je raffole de cette recette pour démarrer ma journée en légèreté mais de façon gourmande !

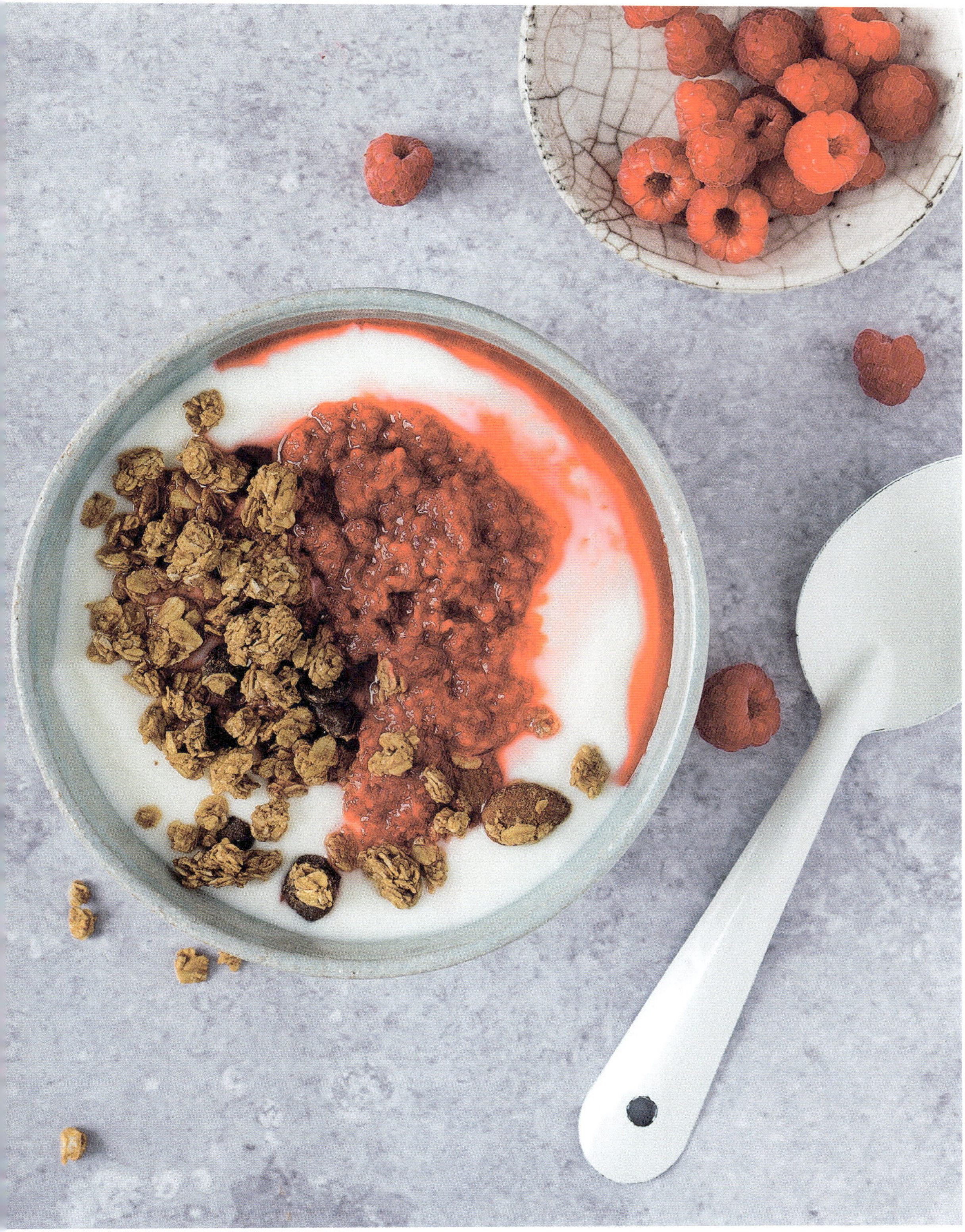

PORRIDGE EXPRESS
3 INGRÉDIENTS

1 personne

Préparation – **2 min**

Cuisson – **8 min**

1 bol de lait

1 d'avoine

2 à café de sucre vanillé

1 Dans une casserole, faites chauffer le lait 2 min à feu vif. Ajoutez l'avoine et le sucre vanillé et remuez constamment à feu moyen pendant environ 6 min.

Vous pouvez ajouter des toppings à cette recette express de base, comme des fruits secs et quelques pépites de chocolat !

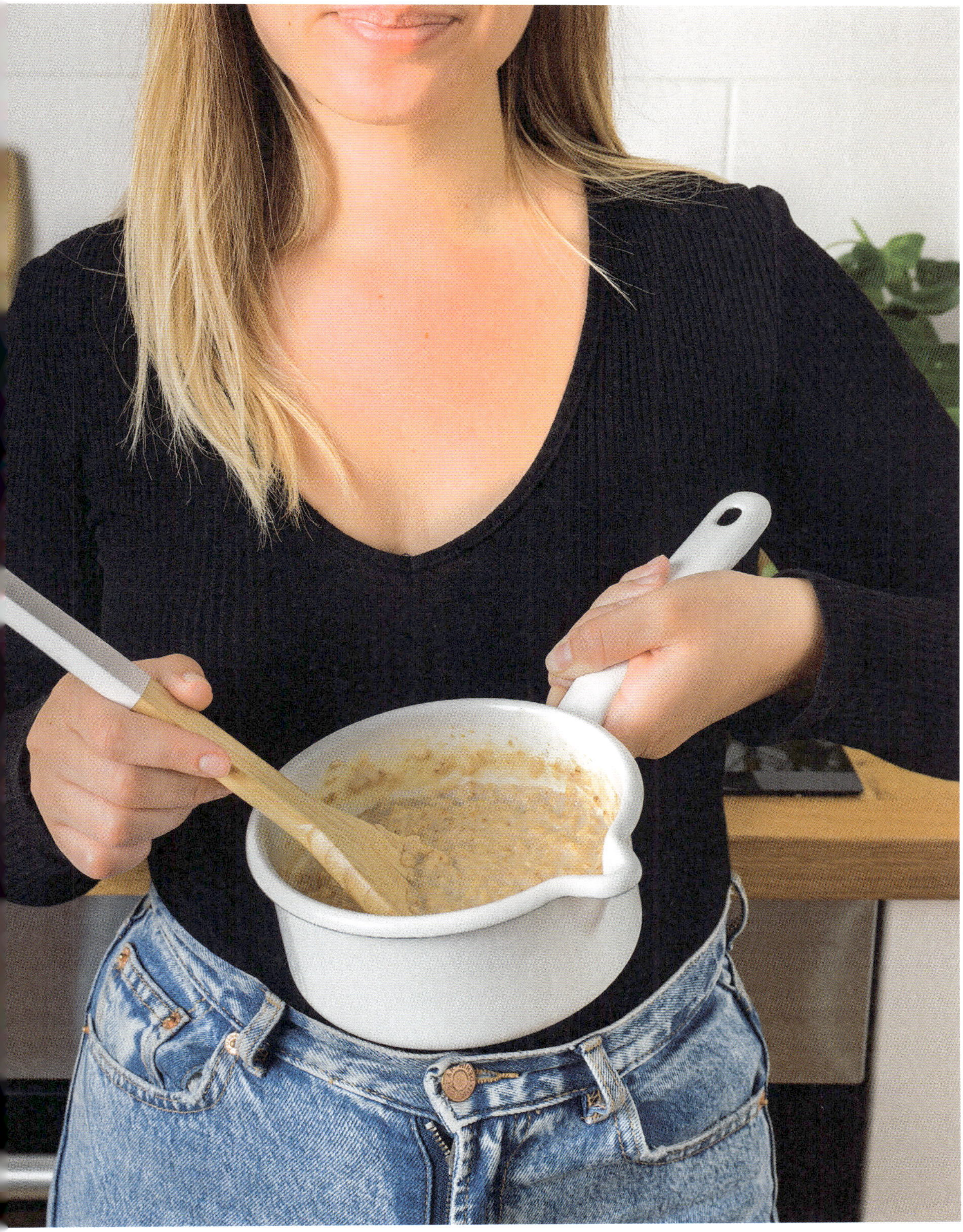

COOKIE BOWL FONDANT *CHOCOLAT BLANC*

1 personne

Préparation – **10 min**

Cuisson – **2 min**

1 carré de beurre

1 à café de sucre de fleur de coco

1 à café de sucre zéro calorie

1 jaune d'œuf

2 à soupe bombée de farine

1 à café de pépites de chocolat blanc

1 Faites fondre le beurre 15 sec au micro-ondes à 500 W. Ajoutez les différents sucrants, mélangez et incorporez le jaune d'œuf.

2 Ajoutez la farine et le chocolat blanc, puis mélangez.

3 Faites cuire 1 min et 30 sec au micro-ondes à 500 W. Surveillez la cuisson selon la texture désirée.

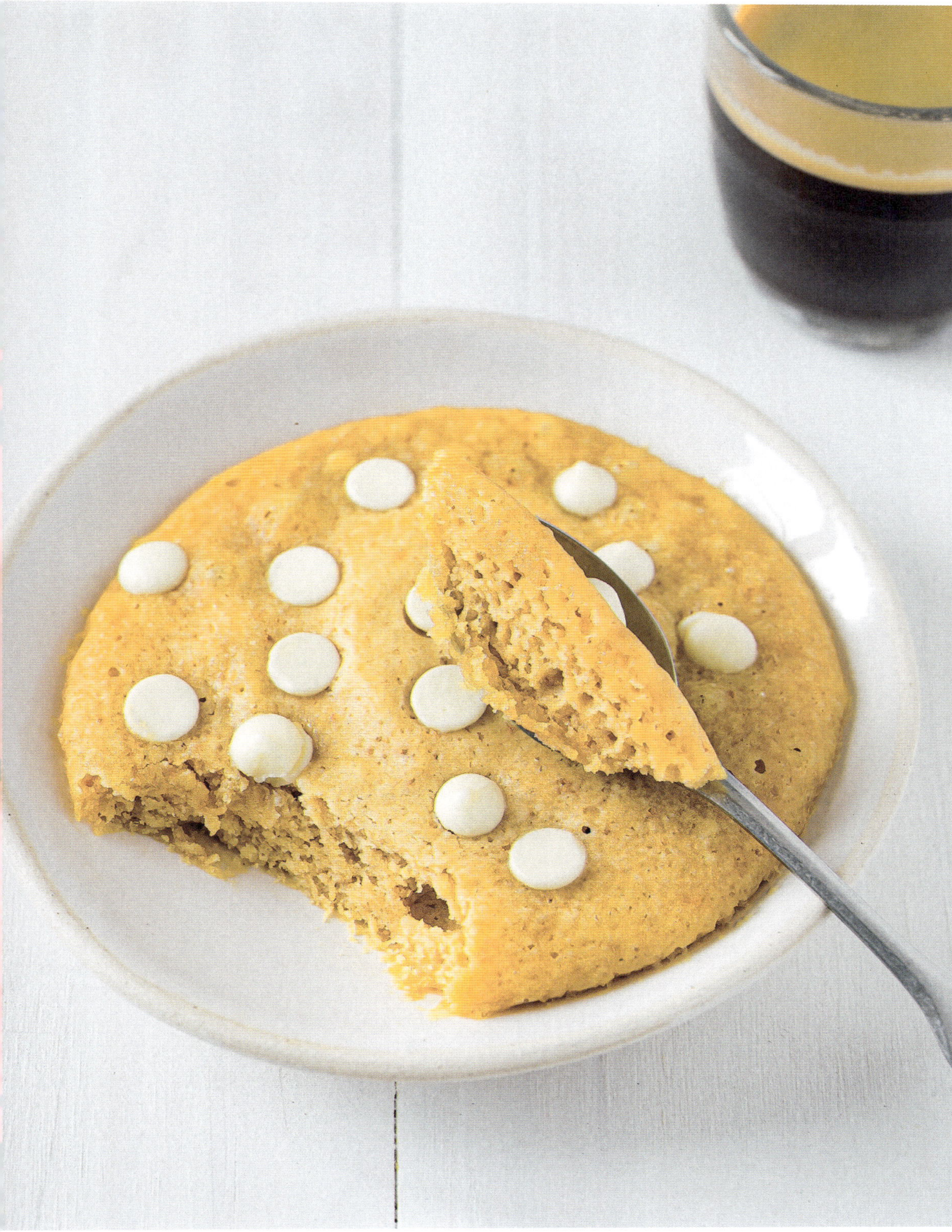

LES TIPS MOTIVATION *DE SOSSO !*

Parce qu'il n'est pas toujours facile de tenir une routine sur la longueur, je vous accompagne et vous révèle mes sources de motivations !

1. ***Visualisez votre objectif final*** comme si c'était évident pour vous de l'atteindre et choisissez-en un accessible. « Je veux et j'aurais ! »

2. ***Savourez chacun de vos repas.*** C'est pour vous un vrai moment de plaisir et de bonheur. Ça vous permettra de prendre pleinement conscience que vous êtes en train de manger et le plaisir procuré vous motivera tout au long de la journée.

3. ***Persévérez***, même les jours où ça ne va pas. Je n'aime pas parler de discipline en général, car la discipline rime beaucoup avec contrôle selon moi. Mais après avoir tenu, les jours où vous serez bien, vous vous direz que vous avez bien fait de respecter votre routine ! Vous vous sentirez fière de vous. Craquer ne détruit pas toute une routine. Ici, on cherche une routine non frustrante, praticable à vie. Vous devinez que les craquages face à toute une vie, ce n'est rien. Alors déculpabilisez !

Craquer ne détruit pas toute une routine. Ici, on cherche une routine non frustrante, praticable à vie. Vous devinez que les craquages face à toute une vie, ce n'est rien. Alors déculpabilisez !

4. ***Déposez les émotions quelque part.*** Mon point favori. Le soir, vous êtes installée dans votre lit, avec à côté de vous votre petit cahier d'écriture. C'est votre intimité, alors laissez-vous aller, pas de honte, c'est entre vous et vous. Détaillez-y tous les soirs, du moins lorsque vous le pouvez, votre journée, votre ressenti, ce que vous avez mangé. J'appelle ça le « cahier des émotions ». Pourquoi faire ça ? Non pas pour vous auto-surveiller, mais plutôt pour vous rendre compte de votre modification mentale, de votre amélioration. Vous verrez ainsi si votre routine vous plaît et vous correspond au quotidien. Si vous constatez une évolution positive, on est sur le bon chemin. C'est bien, on continue !

C'est entre vous et vous !

5. ***Le cahier des projets !*** Toujours dans l'esprit d'écriture, je vous conseille d'avoir un deuxième cahier, « le cahier des projets ». Celui-ci vous permettra de vous projeter, de voir plus loin qu'aujourd'hui.

Démarrez par : « quand j'aurai atteint mon premier objectif, le suivant sera... ». On dit bien « j'aurai atteint », car vous l'atteindrez, vous êtes une gagnante ! Vous pouvez même lister des objectifs à l'infini, pour toute une vie, et cocher ce qui a été fait. Ce petit tip est incroyable. Il permet de maintenir une motivation constante et durable !

Vous êtes une gagnante !

6. ***Suivez une routine matinale***, avec laquelle vous vous sentirez bien. Je ne vous parle pas de suivre des tendances des réseaux, qui ne doivent pas déterminer votre vie. Je ne vous dirai pas non plus de vous lever à 5 h 30. Je vous dirai simplement d'adapter votre réveil à la routine qui vous plairait. De toute façon, à force de suivre une vie saine, vous vous lèverez naturellement un peu plus tôt au fur et à mesure, sans avoir à vous brusquer. Alors si votre moment de bonheur est autour d'un thé chaud en compagnie de votre chat, programmez votre réveil un peu plus tôt pour vous laisser ce petit timing. Vous verrez qu'en accordant plus d'importance aux plaisirs simples de la vie, celle-ci deviendra naturellement plus fluide aussi !

À force de suivre une vie saine, vous vous lèverez naturellement un peu plus tôt.

7. ***Adoptez un mental de gagnante.*** Au lever, répétez-vous : « Une nouvelle journée pour moi, une nouvelle journée de gagnante. Si je ne gagne pas tout aujourd'hui, c'est normal. Chaque jour, on fait un pas et on avance. Alors j'ai déjà gagné car j'ai pris l'initiative d'avancer. »

8. ***L'avant/en cours !*** Prenez une photo de vous avant de débuter votre routine, puis une photo de vous tous les 4 mois. Eh oui, pas de avant/après, mais un avant/en cours ! Si possible, imprimez-les : collez la photo de départ sur la première page de votre « cahier des émotions », puis la nouvelle tous les 4 mois. Vous réaliserez ainsi votre évolution émotionnelle en lien avec votre évolution physique ! Vous prendrez ainsi conscience de votre changement. Et vous vous épargnerez des mauvais réflexes du type « je ne me rends pas compte, je me vois toujours comme avant ».

Vous réaliserez ainsi votre évolution émotionnelle mais aussi physique, et prendrez conscience de votre changement !

9. ***Créez votre routine soin.*** Ce dernier tip motivation est merveilleux, notez-le bien ! Il ne s'agit pas de se maquiller ou de se « pomponner », ce que vous avez le droit de ne pas aimer, mais plutôt d'un soin de soi plus global. Selon moi, les mises en beauté sont personnelles. Cherchez les meilleurs tutoriels de pro pour prendre soin de votre peau, de votre visage, par des automassages, avec des crèmes, etc. Considérer son corps dans son entier, c'est apprendre à l'estimer en le chouchoutant, à réaliser son importance. Il mérite aussi de recevoir tout votre amour et toute votre tendresse. Au fil du temps, vous n'aurez plus que de la douceur pour lui.

Au fil du temps vous n'aurez plus que de la douceur pour votre corps.

GRANOLA CAKE *EXPRESS*

1 personne
Préparation – **1 min**
Cuisson – **3 min**

---

1 poignée d'avoine
2 biscuits type Granola®
½ verre de lait
1 poignée de muesli

1 Dans un bol, mélangez l'avoine, les biscuits granola coupés en morceau et le lait. Placez le tout 2 à 3 min au micro-ondes en puissance maximum.

2 Ajoutez en topping votre muesli préféré pour encore plus de croquant !

Je charme les petits et les grands avec ce délicieux petit déjeuner. Maman n'a pas besoin de chercher mille ingrédients pour commencer la journée !

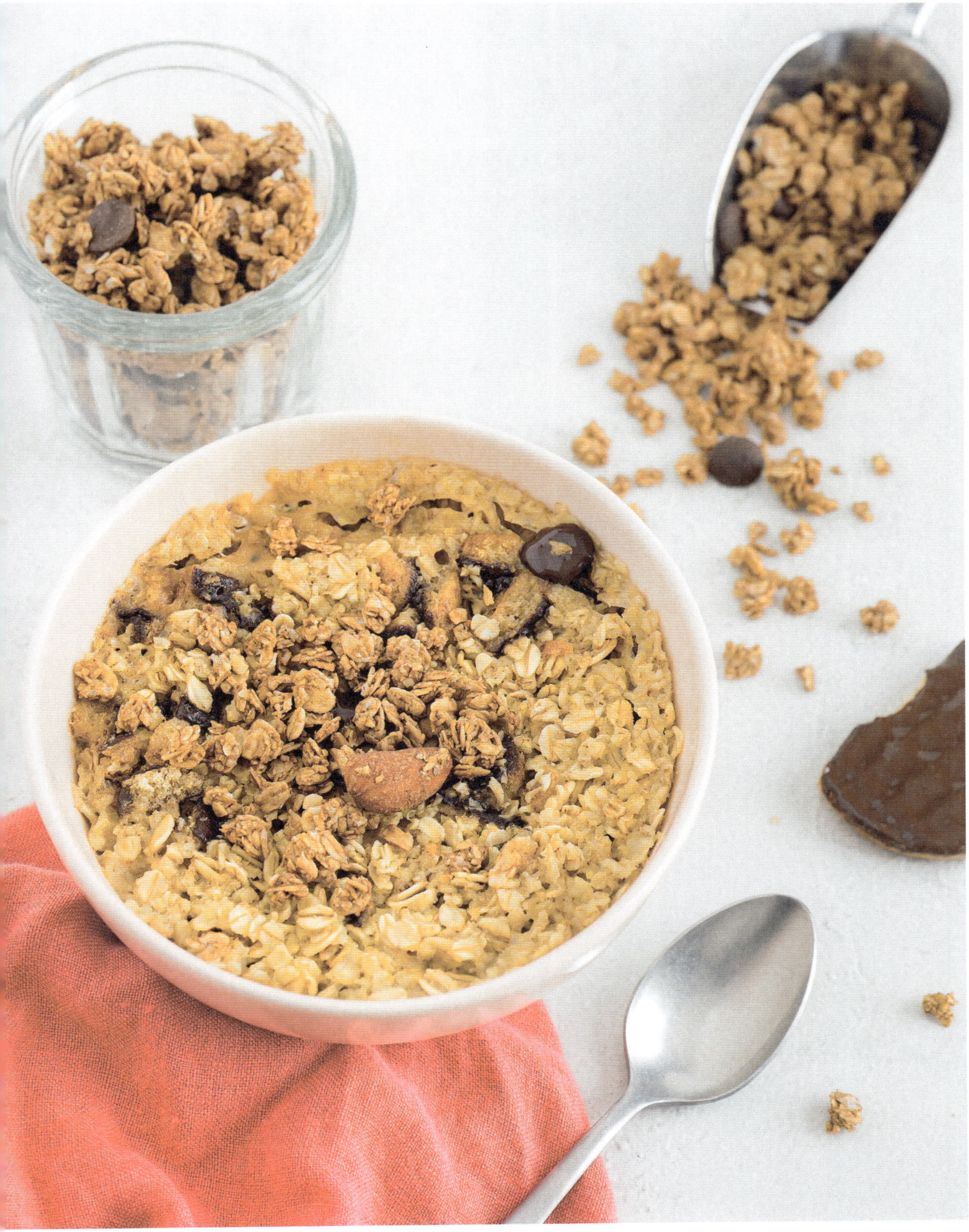

BOWL CAKE
DOUBLE CHOCOLAT

1 personne

Préparation – **10 min**

Cuisson – **6 min**

3 carrés de chocolat noir

1 ½ carré de beurre

1 œuf

1 à soupe de sucre zéro calorie

1 à soupe bombée de farine de blé

1 à café de copeaux de chocolat au lait

1 Dans un récipient, faites fondre le beurre avec le chocolat 1 min à 1 min 30 au micro-ondes puissance maximale.

2 Pendant ce temps, dans un bol, battez l'œuf, la farine et le sucrant. Ajoutez ensuite le beurre et le chocolat fondus. Mélangez bien le tout. Placez dans un moule légèrement beurré, puis faites cuire 4 à 5 min sur puissance maximale au micro-ondes.

3 Ajoutez en topping les copeaux de chocolat au lait sur le cake bien chaud.

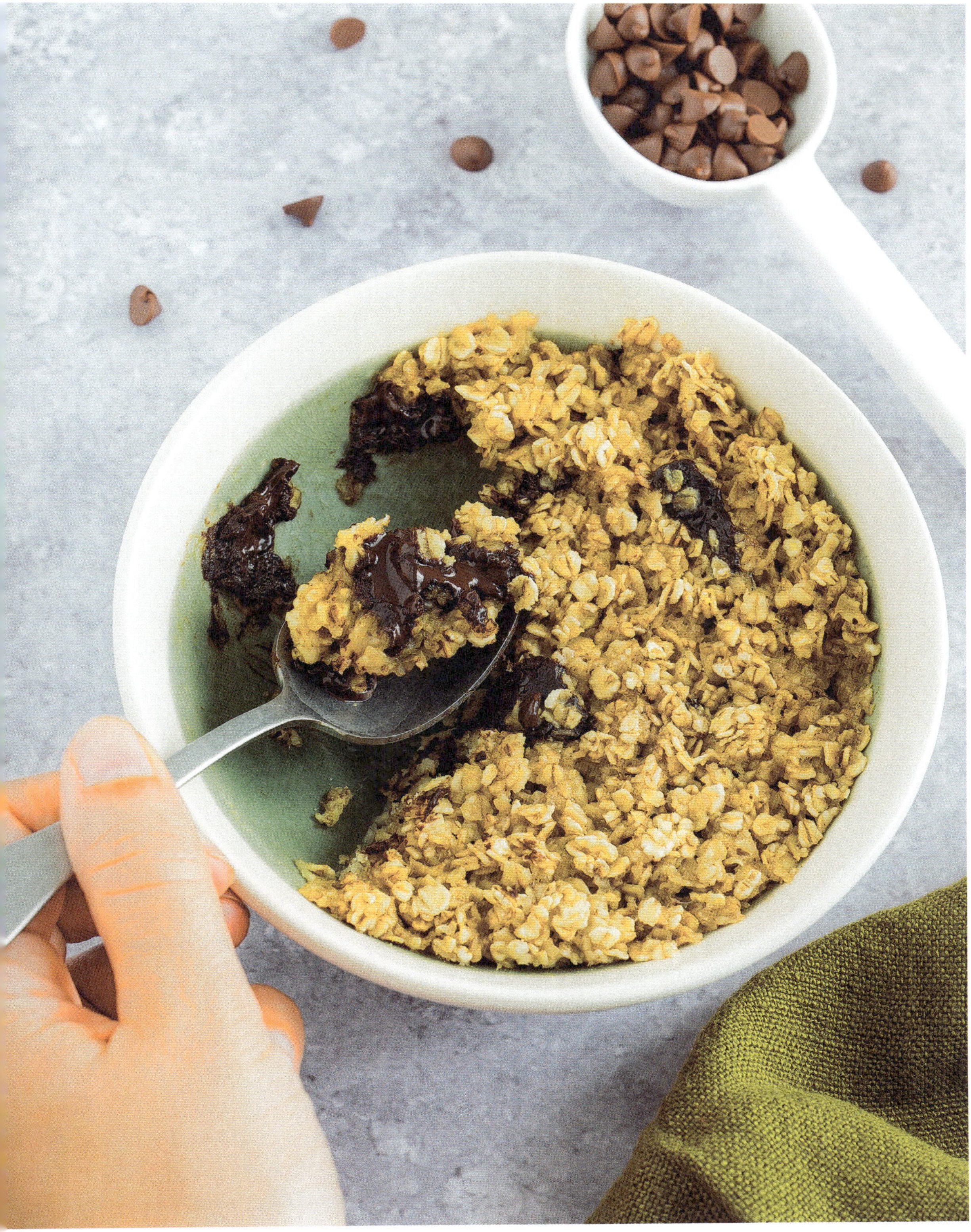

POUDING CAKE CANNELLE, *COULIS DE MYRTILLE*

1 personne

Préparation – **3 min**

Réfrigération – **30 min**

Cuisson – **1 min**

1 poignée d'avoine

2 œufs

1 cuillère à café de cannelle

1/2 verre de lait

1 cuillère à soupe de sucre zéro calorie (facultatif)

2 poignées de myrtilles surgelées

1 Dans un bol, mélangez l'avoine, les œufs, la cannelle, le lait et le sucrant. Placez cette préparation 2 min au micro-ondes sur puissance maximale.

2 Dans une tasse, faites fondre des myrtilles surgelées 1 min au micro-ondes sur puissance maximale. Versez le coulis sur le cake.

J'adore démarrer avec ce genre de douceur le matin, la cannelle me rappelle mon enfance.

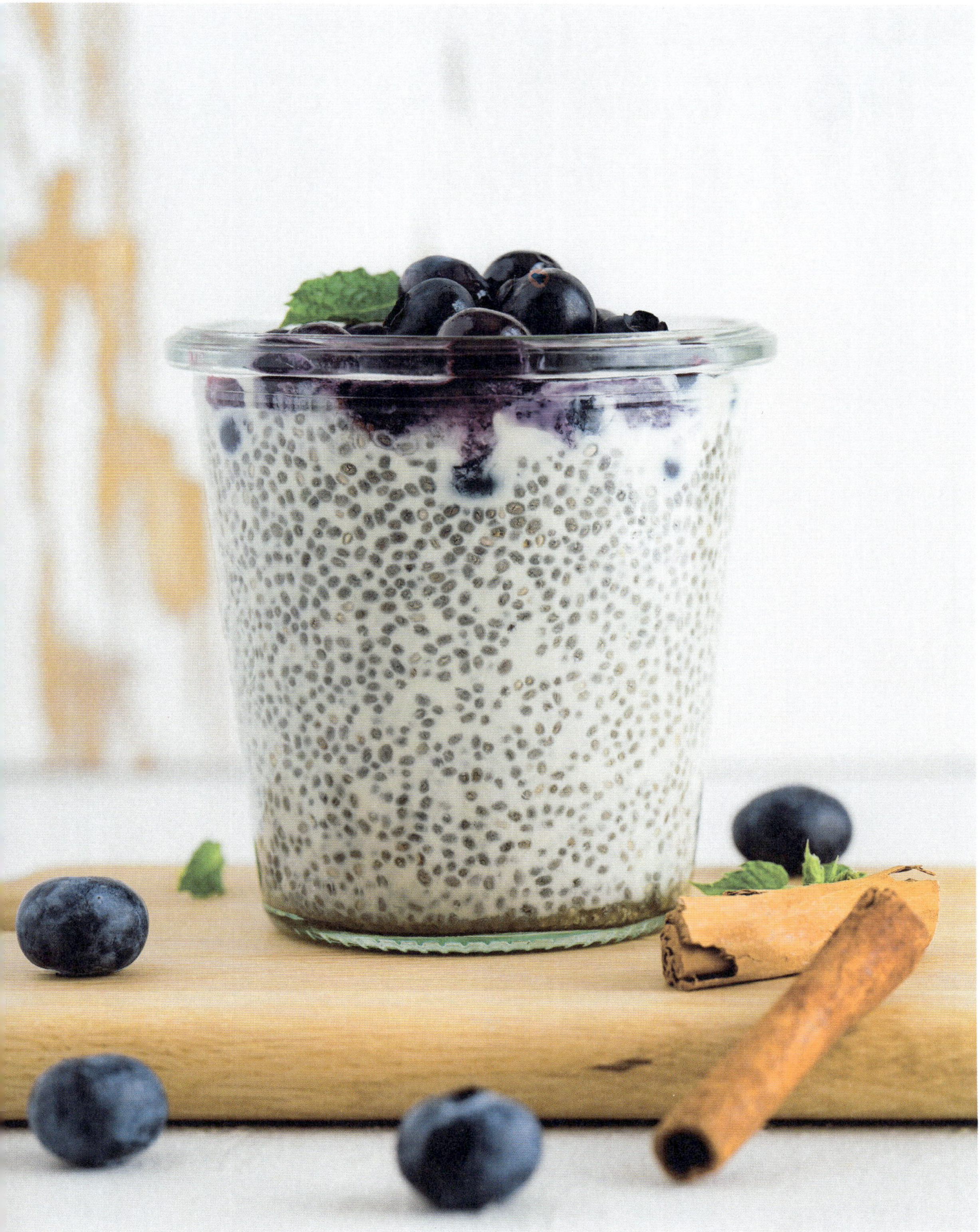

MUG CAKE CHOCOLAT FONDANT *HEALTHY GÉANT*

1 personne

Préparation – **5 min**

Cuisson – **2 min**

1 carré de beurre

40 g de farine

1 à café bombée de evure chimique

4 à soupe de boisson d'avoine

1 à café de sirop d'agave

1 à soupe de copeaux de chocolat

1 Dans un grand mug, faites fondre le beurre 1 min au micro-ondes à puissance maximale.

2 Mélangez la farine et la levure chimique dans un bol et versez-les dans le mug. Ajoutez la boisson d'avoine, le sirop d'agave. Mélangez bien.

3 Incorporez le chocolat. Faites cuire votre mug cake 1 min et 15 sec au micro-ondes à puissance maximale.

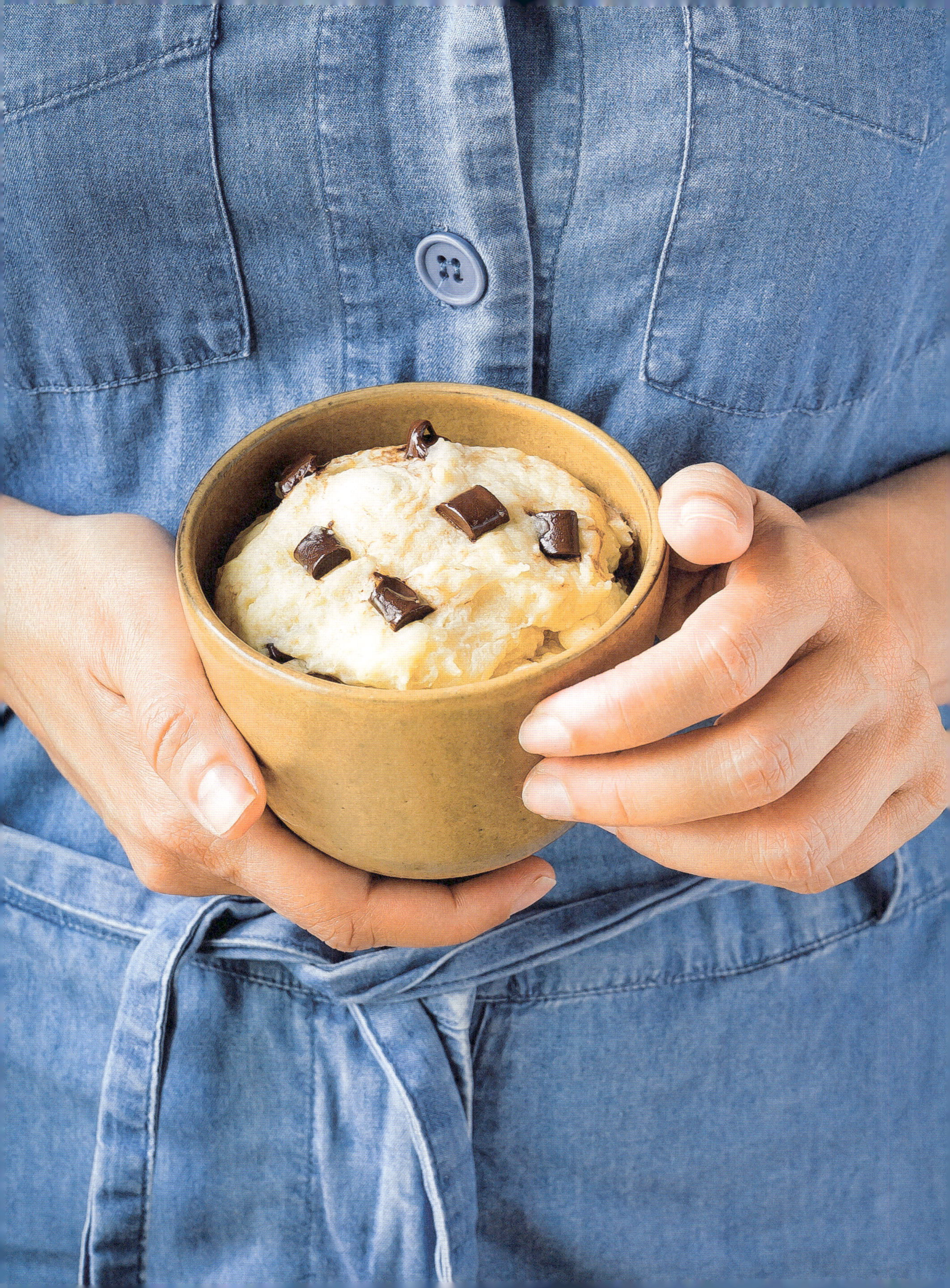

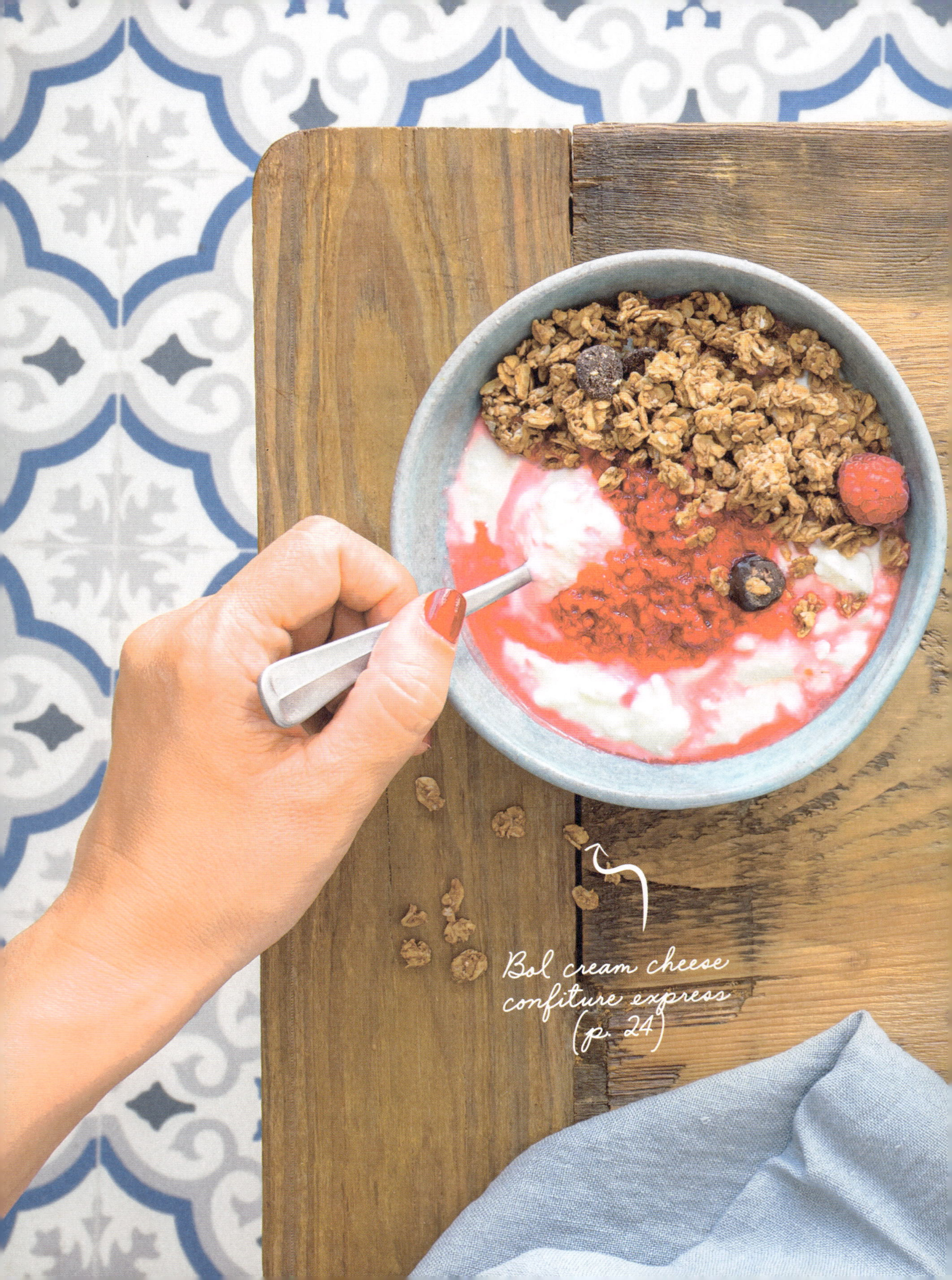

Bol cream cheese confiture express (p. 24)

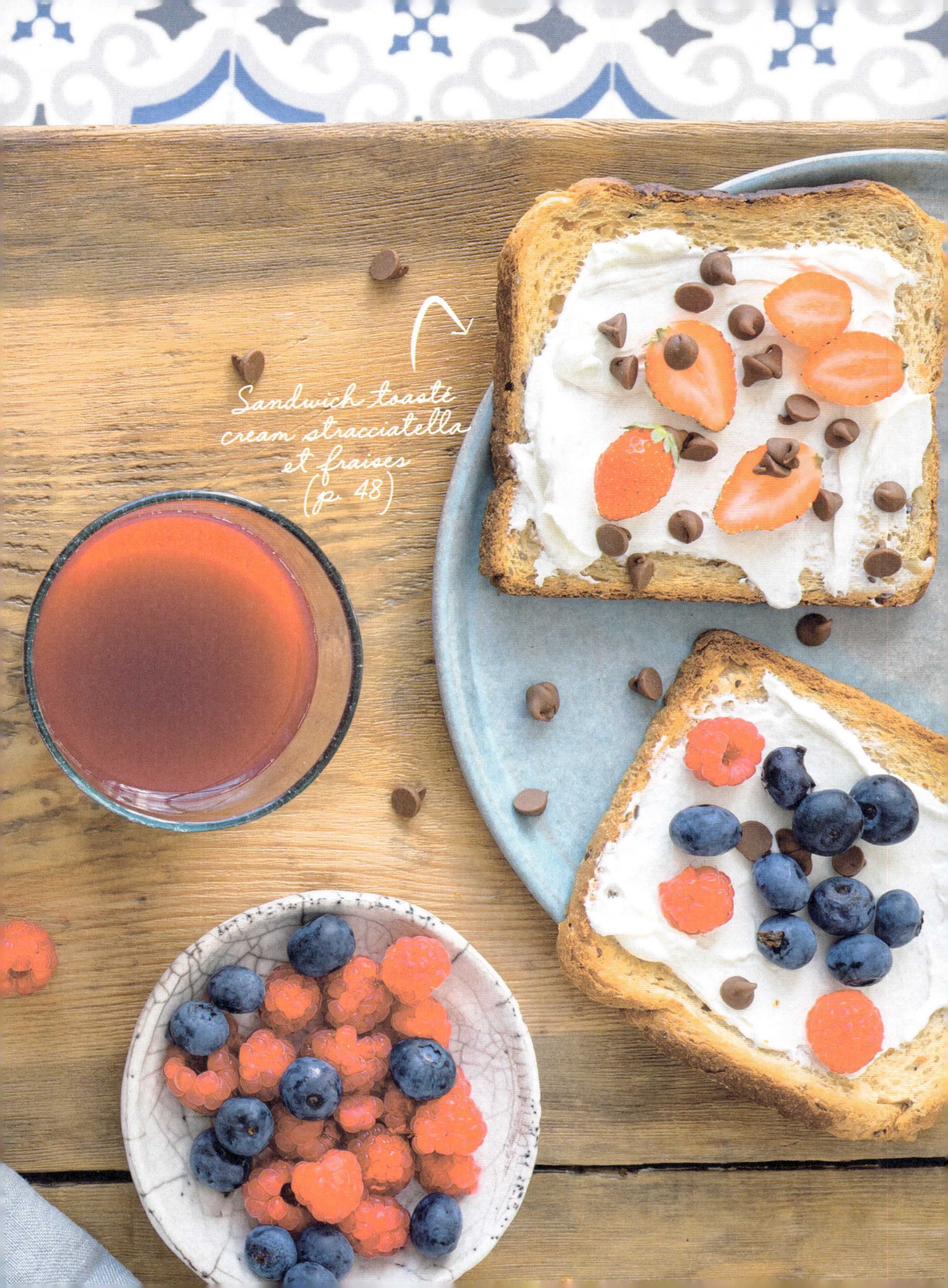

Sandwich toasté cream stracciatella et fraises (p. 48)

GÉANT COOKIE *BANANE-NOISETTE*

1 personne

Préparation – **15 min**

Cuisson – **17 min**

Repos – **20 min**

½ banane

1 [cuillère] à soupe de compote de pommes

2 [cuillères] à soupe de sucre zéro calorie

1 œuf

3 tasses de farine

1 [cuillère] à café de levure chimique

1 [poignée] de pépites de chocolat blanc

1 [cuillère] à café de poudre de noisettes

1 Écrasez la banane. Ajoutez la compote, le sucre, l'œuf. Fouettez le tout.

2 Ajoutez la farine et la levure, et mélangez bien à l'aide d'une spatule ou à la main.

3 Incorporez les pépites de chocolat blanc. Formez une jolie boule de pâte et placez-la au frais environ 20 min.

4 Préchauffez le four à 170 °C. À l'aide d'un rouleau, étalez votre pâte sur environ 1 cm d'épaisseur et parsemez-la de poudre de noisettes. Enfournez 16 à 17 min selon la texture souhaitée (plus ou moins fondante).

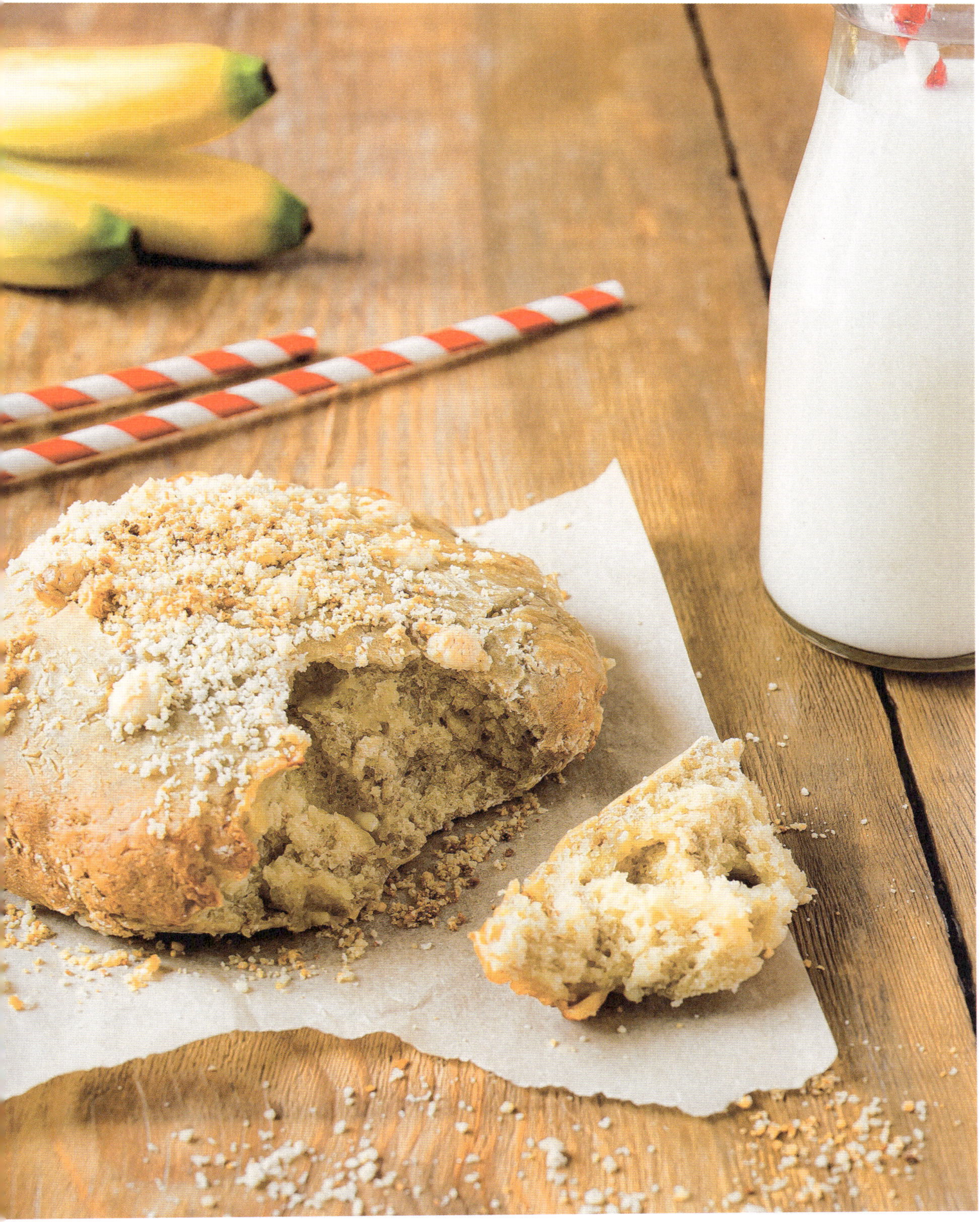

TIRAMISU HEALTHY *CRUNCHY FRUITÉ*

1 personne

Préparation – **10 min**

Cuisson – **5 min**

2 poires coupées en dés

1 ½ c. à café de sucre roux

½ carré de beurre

3 c. à soupe bombées de Philadelphia®

1 c. à soupe de lait d'amande

1 c. à café de poudre d'amandes

1 biscuit à thé

1 Dans une poêle à feu moyen, faites confire les poires dans 1 c. à café de sucre roux et le beurre pendant 5 min à couvert.

2 Pendant ce temps, mélangez le Philadelphia®, le reste de sucre, le lait d'amande et la poudre d'amandes.

3 Répartissez en couches successives dans un verre 1 c. à soupe des poires confites, la crème par-dessus puis le restant des poires et terminez par le biscuit à thé préalablement écrasé.

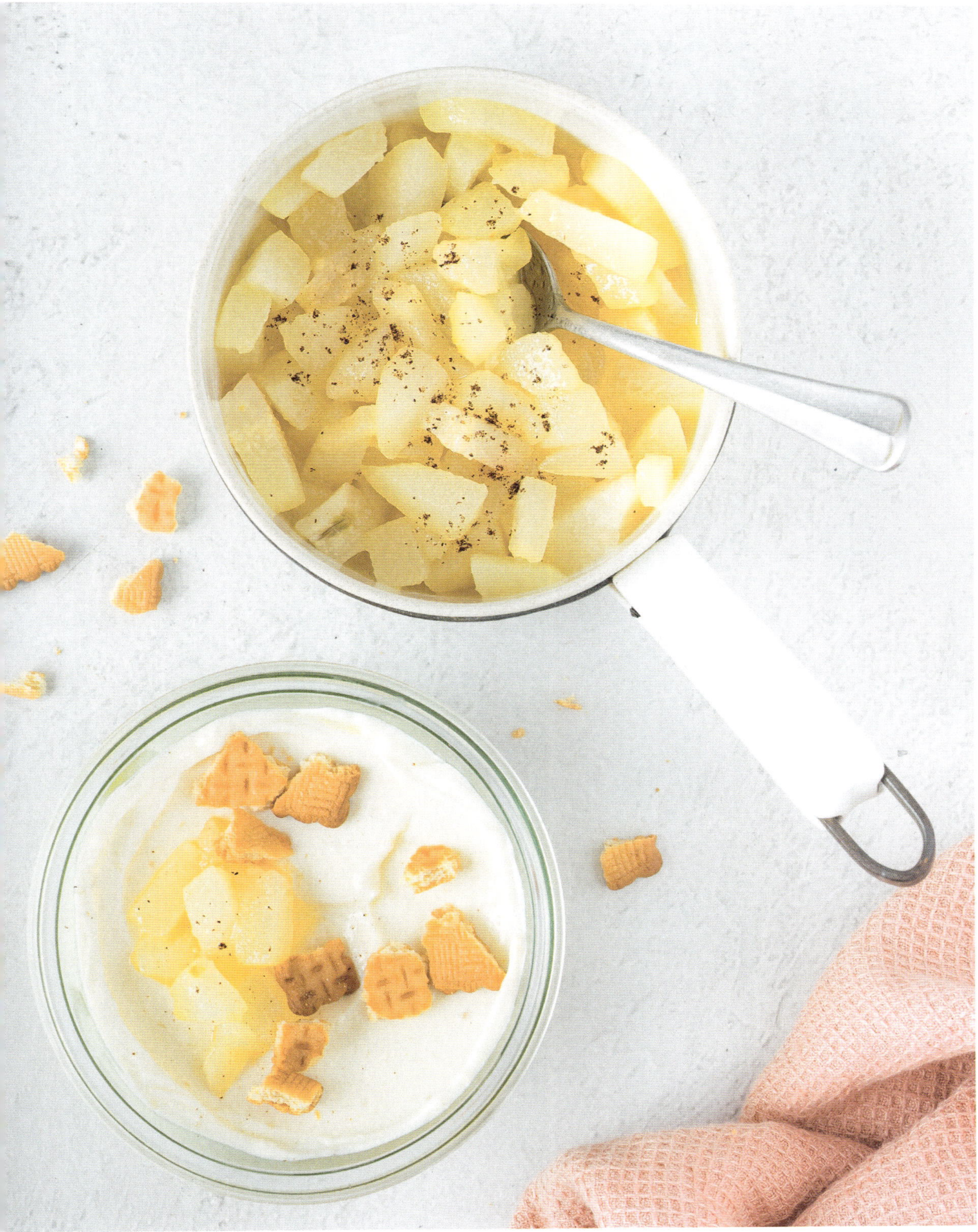

CHEESE CAKE CRUNCHY AVOINE *ET COULIS DE CHOCOLAT*

1 personne

Préparation – **10 min**

Cuisson – **10 sec**

1 d'avoine

3 à soupe de mascarpone

1 à café de sucre roux

2 carrés de beurre

1 palet breton

1 à soupe de crème liquide 30 %

5 carrés de chocolat noir hachés

1 Mixez l'avoine pour en faire de la farine. Mélangez-le dans un récipient avec le mascarpone et le sucre.

2 Faites ramollir un carré de beurre 10 sec au micro-ondes et ajoutez-le au palet breton écrasé dans un bol.

3 Tapissez le fond d'un moule de ce crumble de palet breton. Ajoutez dessus le mélange mascarpone et avoine.

4 Faites bouillir la crème liquide dans une casserole et versez celle-ci bien chaude sur le deuxième carré de beurre et chocolat haché. Patientez jusqu'à que tout soit fondu, fouettez bien fort et versez 1 c. à café de topping au chocolat sur votre cheese cake crunchy. Savourez !

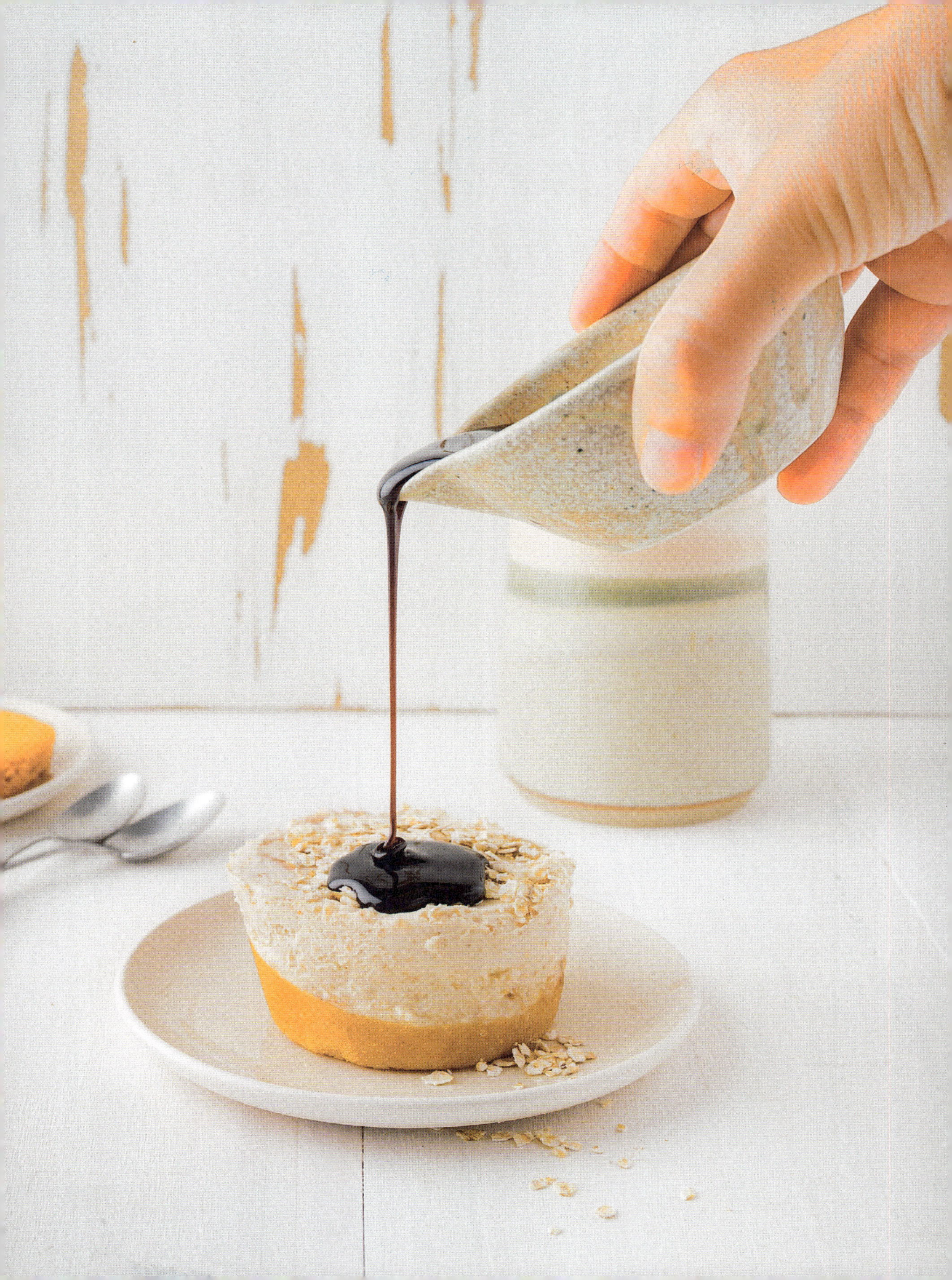

SANDWICH TOASTÉ *CREAM STRACCIATELLA ET FRAISES*

1 personne

Préparation – **5 min**

Cuisson – **3 min**

2 tranches de pain de mie

2 petits-suisses nature

1 pincée de sucre vanillé

1 à café de sucre glace

1 à soupe de pépites de chocolat noir

1 de fraises coupées en deux

1 Faites toaster 2 à 3 min les tranches de pain de mie dans un grille-pain, pour qu'elles soient légèrement dorées tout en restant moelleuses.

2 Pendant ce temps, mélangez dans un bol les petits-suisses, le sucre glace, le sucre vanillé et les pépites de chocolat.

3 Étalez grossièrement la moitié du mélange sur une des tranches de pain toastées. Ajoutez les fraises, puis le reste du mélange par-dessus. Refermez avec la deuxième tranche.

Une douceur du matin facile à décliner selon vos goûts et avec des fruits de saison !

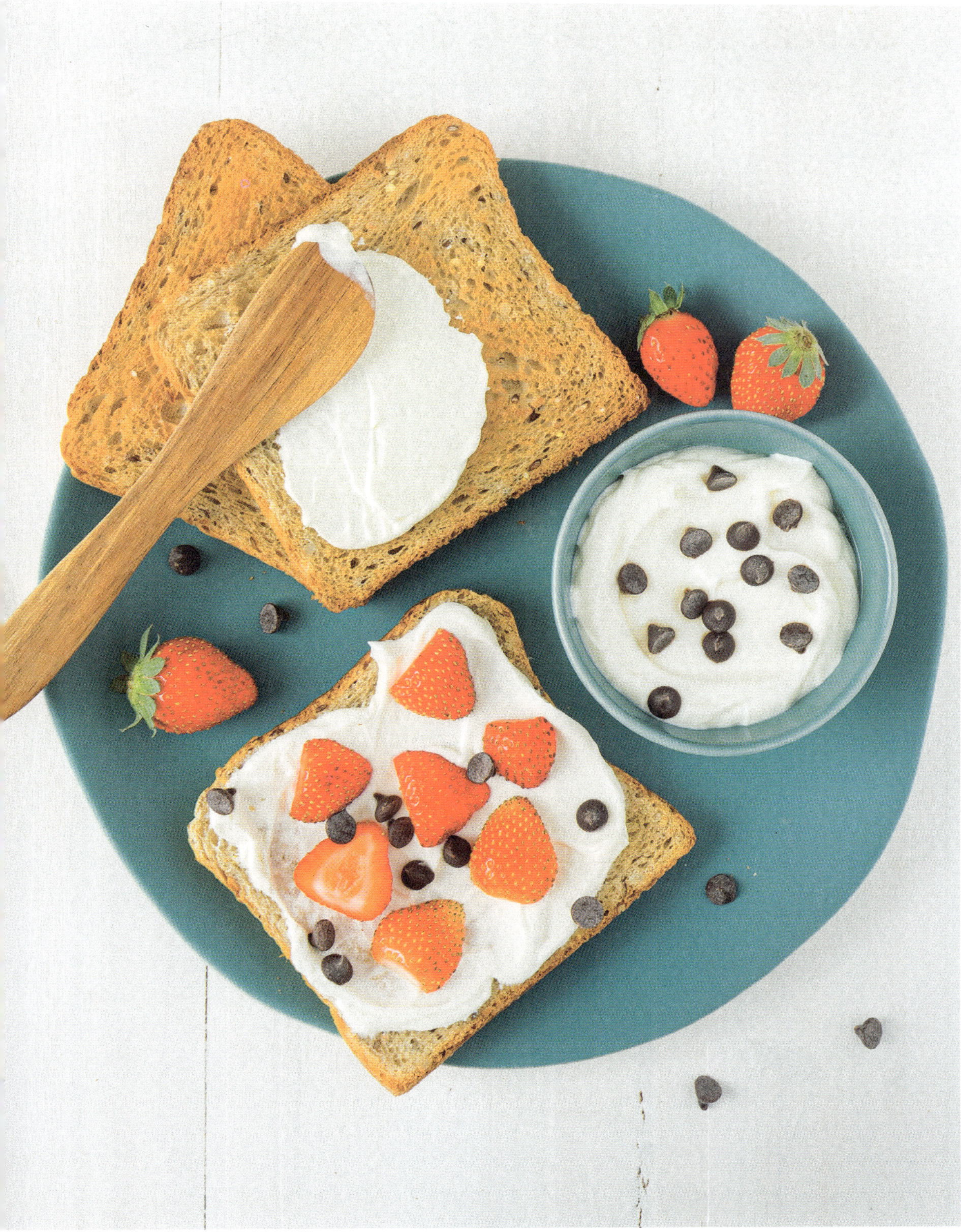

GÂTEAU À LA CRÈME *DE PISTACHES*

6 personnes

Préparation – **15 min**

Cuisson – **21 min**

7 carrés de beurre (de 10 g chacun)

2 œufs

3 à soupe de sucre blanc

5 à soupe de sucre zéro calorie

1 de farine

1 sachet de levure chimique

1 de lait

3 de pistaches

1 à soupe de crème liquide 30 %

4 à soupe bombées de mascarpone

J'adore ce gâteau pour les petits-déj' en famille. Je me sers une part raisonnable avec un filet de crème de pistaches !

1 Préchauffez le four à 180 °C. Faites fondre le beurre 1 min et 30 sec à puissance maximale au micro-ondes. Battez les œufs et les sucrants dans un gros récipient, ajoutez la farine, la levure chimique et le beurre fondu.

2 Incorporez le lait délicatement tout en mélangeant vigoureusement pour avoir une jolie pâte sans grumeau. Graissez légèrement un moule à gâteau. Versez-y la pâte et enfournez 20 min.

3 Pendant ce temps, faites chauffer à feu moyen une poêle antiadhésive, puis versez-y les pistaches. Mélangez sans cesse. Poursuivez la cuisson 5 min à feu doux. Mixez les pistaches et incorporez-les à la crème liquide et au mascarpone.

4 Versez une lichette de crème de pistaches sur votre part de gâteau.

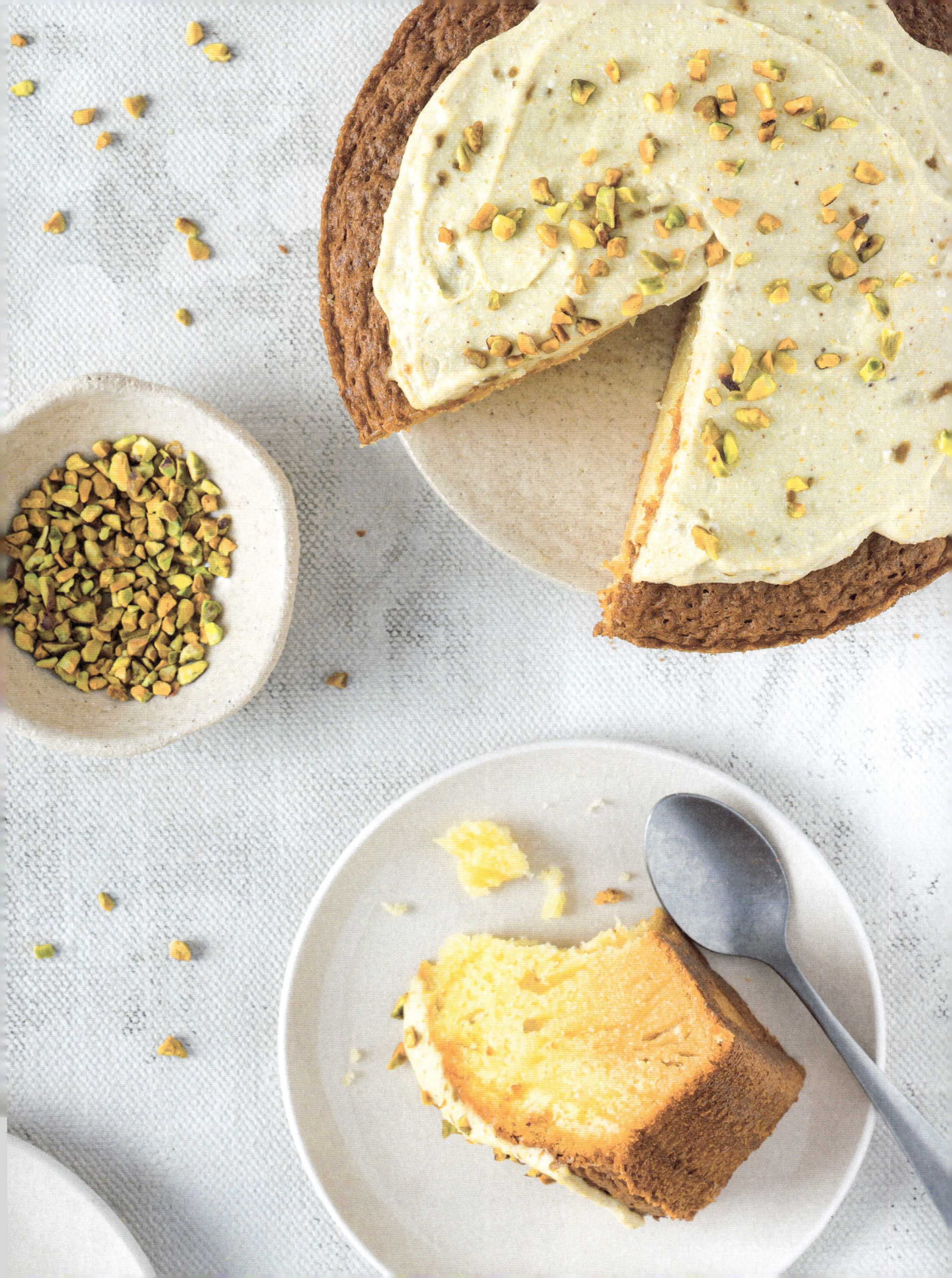

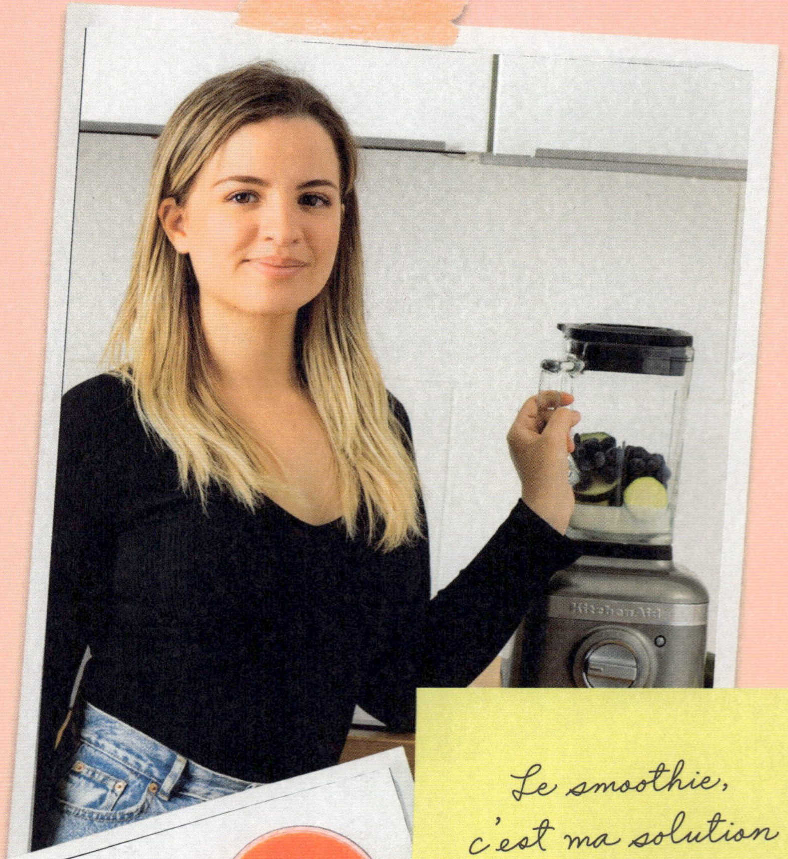

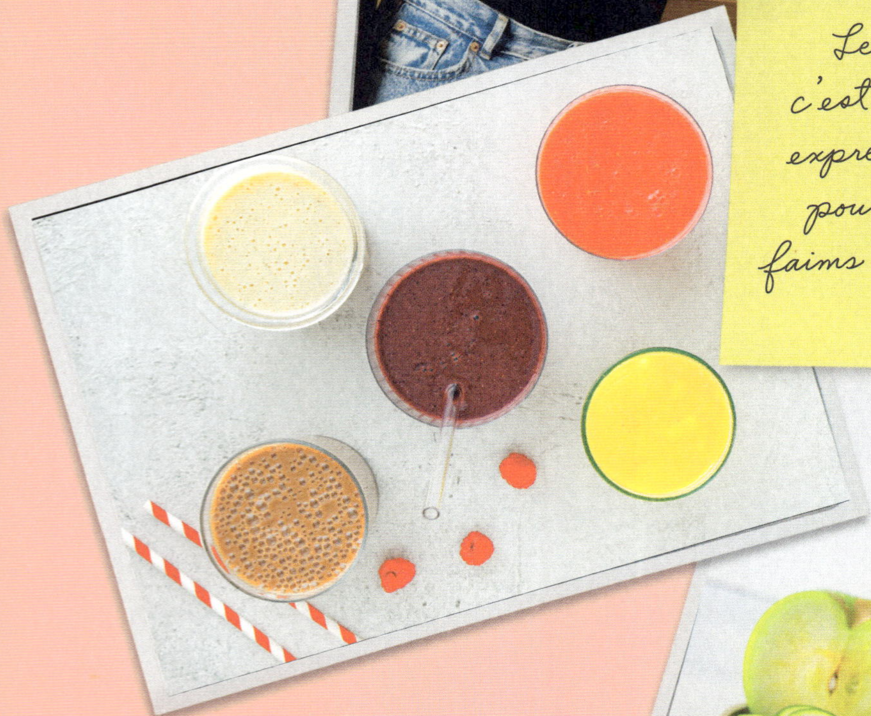

Le smoothie,
c'est ma solution
express et plaisir
pour les petites
faims de la journée !

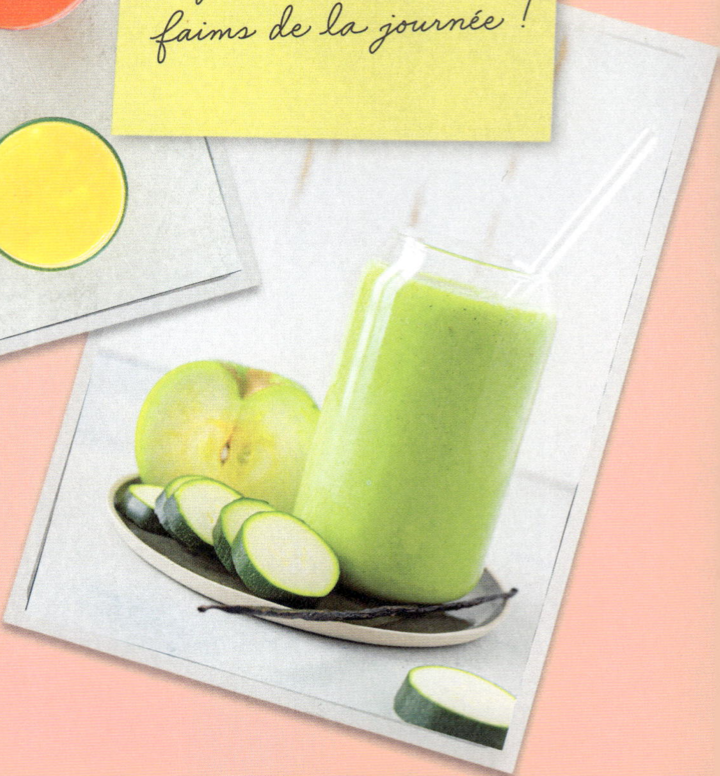

TOP 10
DES SMOOTHIES DE SOSSO

Je vous donne ici quelques-unes de mes recettes de smoothies favoris, qui vous permettront de garder la forme toute la journée ! Prenez les ingrédients dans l'ordre donné, mixez le tout au blender, et le tour est joué ! Vous n'avez plus qu'à profiter de votre pause healthy et vitaminée...

COURGETTE *VANILLE*

2 de lait bien frais
1 de courgette
1 de pomme
1 à café de sucre vanille
2 à soupe de sucre zéro calorie

MANGUE-COCO

2 de lait
1 à soupe de noix de coco râpée
1 de mangue surgelée
1 à soupe de sucre zéro calorie
½ à café de sucre vanillé
3 ou 4 glaçons

BANANE-*NOISETTE*

2 de lait d'amande bien frais
1 à soupe de poudre de noisettes
1 banane
3 ou 4 glaçons

SMOOTHIE-MILKSHAKE *ALLÉGÉ*

2 de lait bien frais
1 à soupe de skyr
1 à soupe de poudre de cacao
1 à café de poudre d'amandes
2 de pomme

BANANE-
CHOCOLAT

2 de lait bien frais
2 de banane
1 carré de chocolat noir
1 à café de sirop d'érable

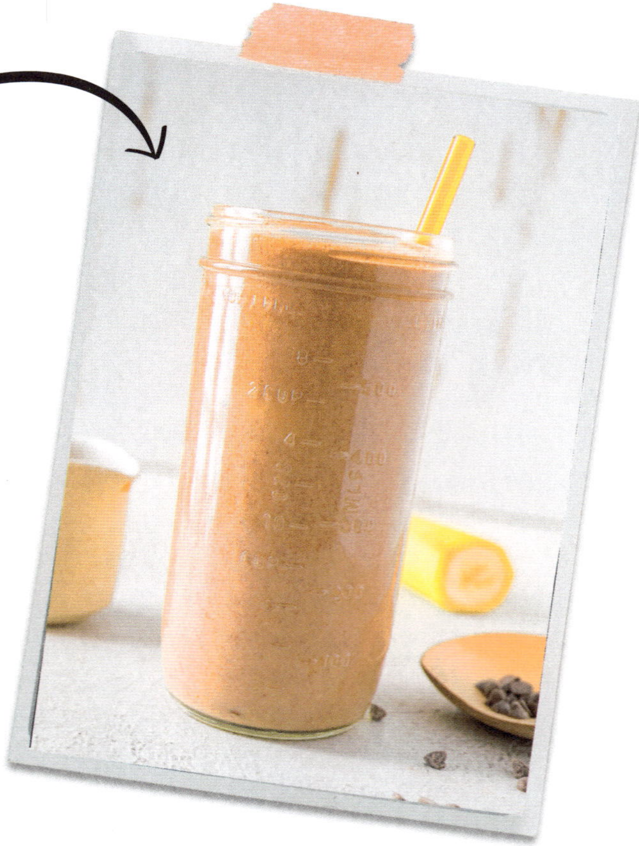

CAPPUCCINO LATTE
FRAMBOISE

2 de lait d'amande
4 à café de capuccino noisette en poudre
2 de framboises surgelées
2 à café de sucre zéro calorie
3 ou 4 glaçons

Parfois je mets jusque 7 glaçons dans cette recette pour une sensation de café bien glacé !

COURGETTE-
MOCHA

2 de lait
3 de pomme
1 à café de café
1 carré de chocolat noir
2 à soupe de sucre zéro calorie
3 ou 4 glaçons

MYRTILLE-
COURGETTE

2 [verre] de lait bien frais
1 [poignée] de myrtilles
1 [poignée] d'une courgette coupée
2 [cuillère] à soupe de sucre zéro calorie

SMOOTHIE
BISCUIT CITRON

L'idéal pour une envie gourmande et healthy !

2 [verre] de lait
Le jus d'½ citron
1 pêche (fraîche ou surgelée si hors saison)
½ avocat
½ biscuit à thé
2 [cuillère] à soupe de sucre zéro calorie

ANANAS-POIRE
AMANDINE

2 [verre] de lait d'amande
1 [poignée] d'ananas (frais ou surgelé)
1 poire
1 [cuillère] à café de poudre d'amandes (facultatif)
1 [cuillère] à soupe de sucre zéro calorie
1 pincée de sucre vanillé

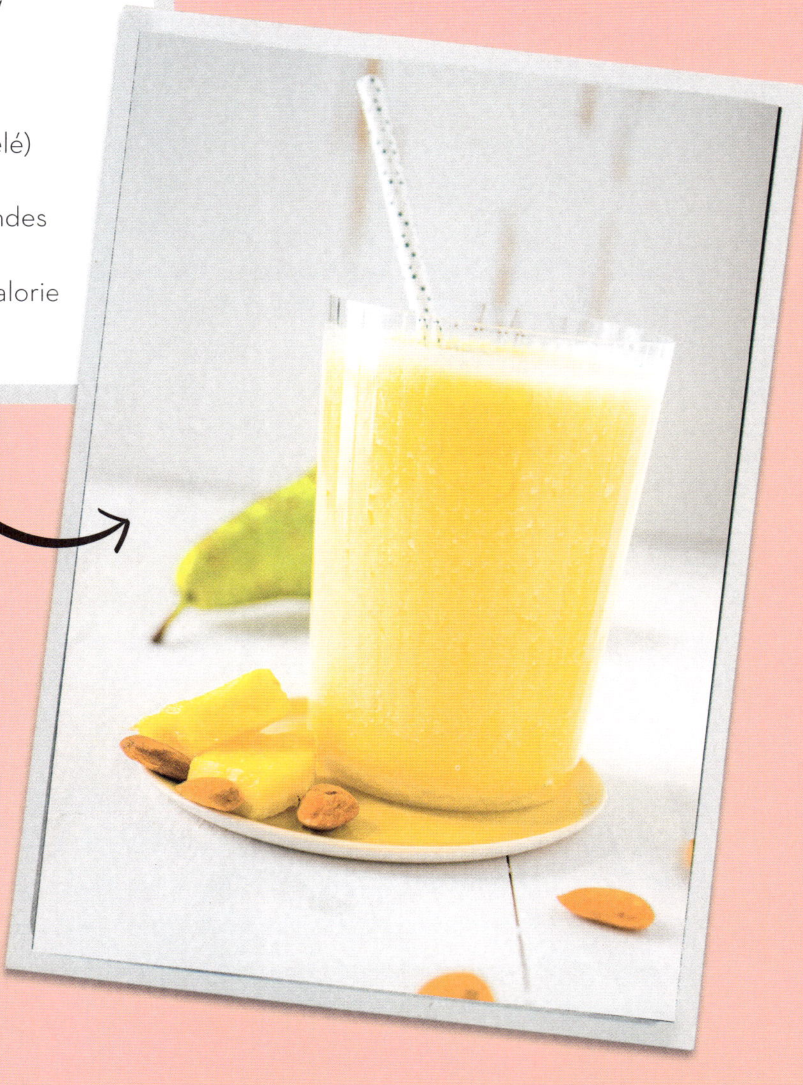

SANDWICH BAGUETTE *AVOCADO ET THON*

1 personne

Préparation – **3 min**

½ baguette

2 à soupe de St Morêt®

½ avocat

1 petite boîte de thon

1 pincée de persillade

1 Mélangez le St Morêt® et l'avocat écrasé dans un bol.

2 Ajoutez le thon et la persillade puis mélangez de nouveau.

3 Étalez le tout sur la demi-baguette et régalez-vous !

C'est l'un de mes petits déjeuners préférés quand je dois filer en vitesse et manger sur la route !

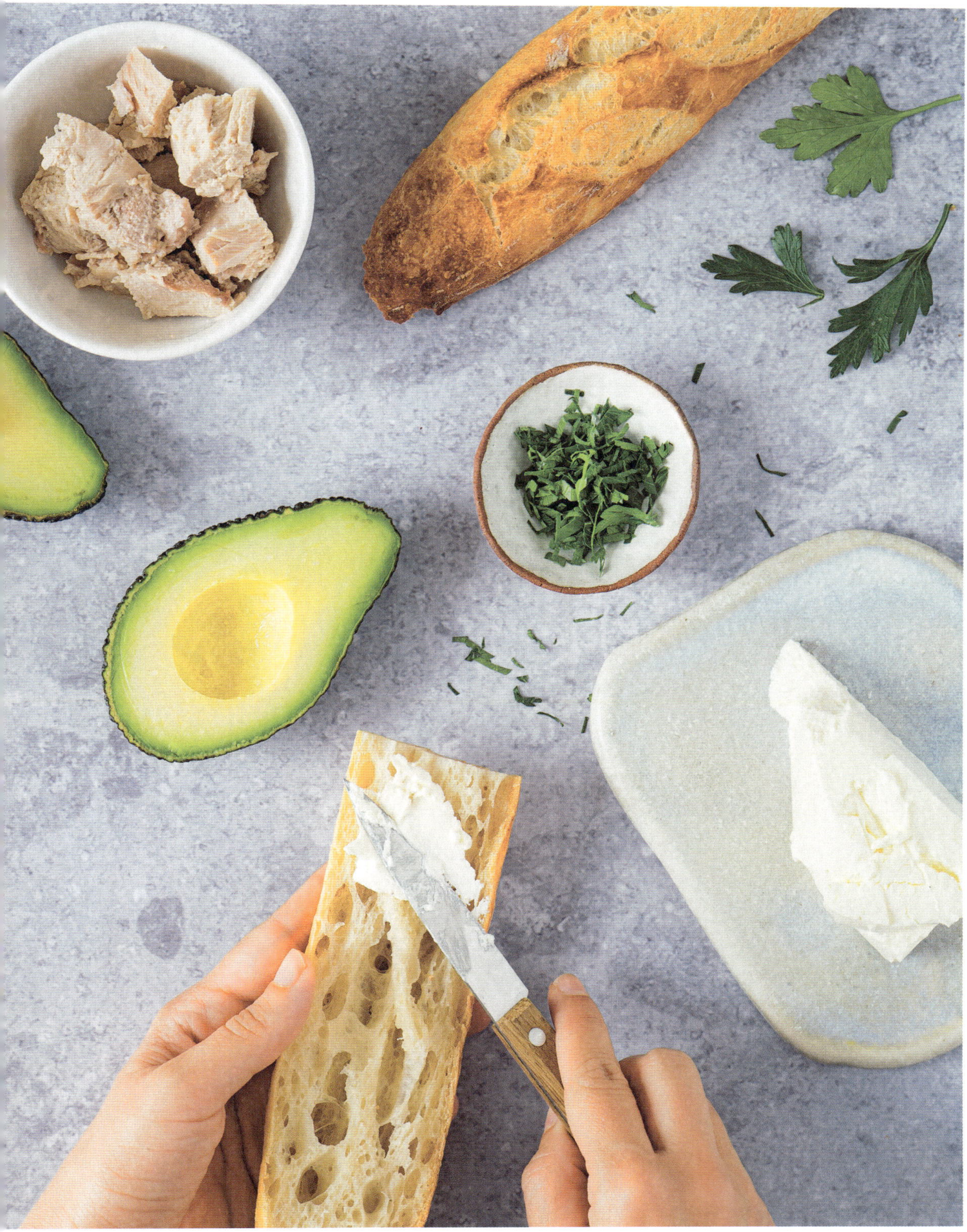

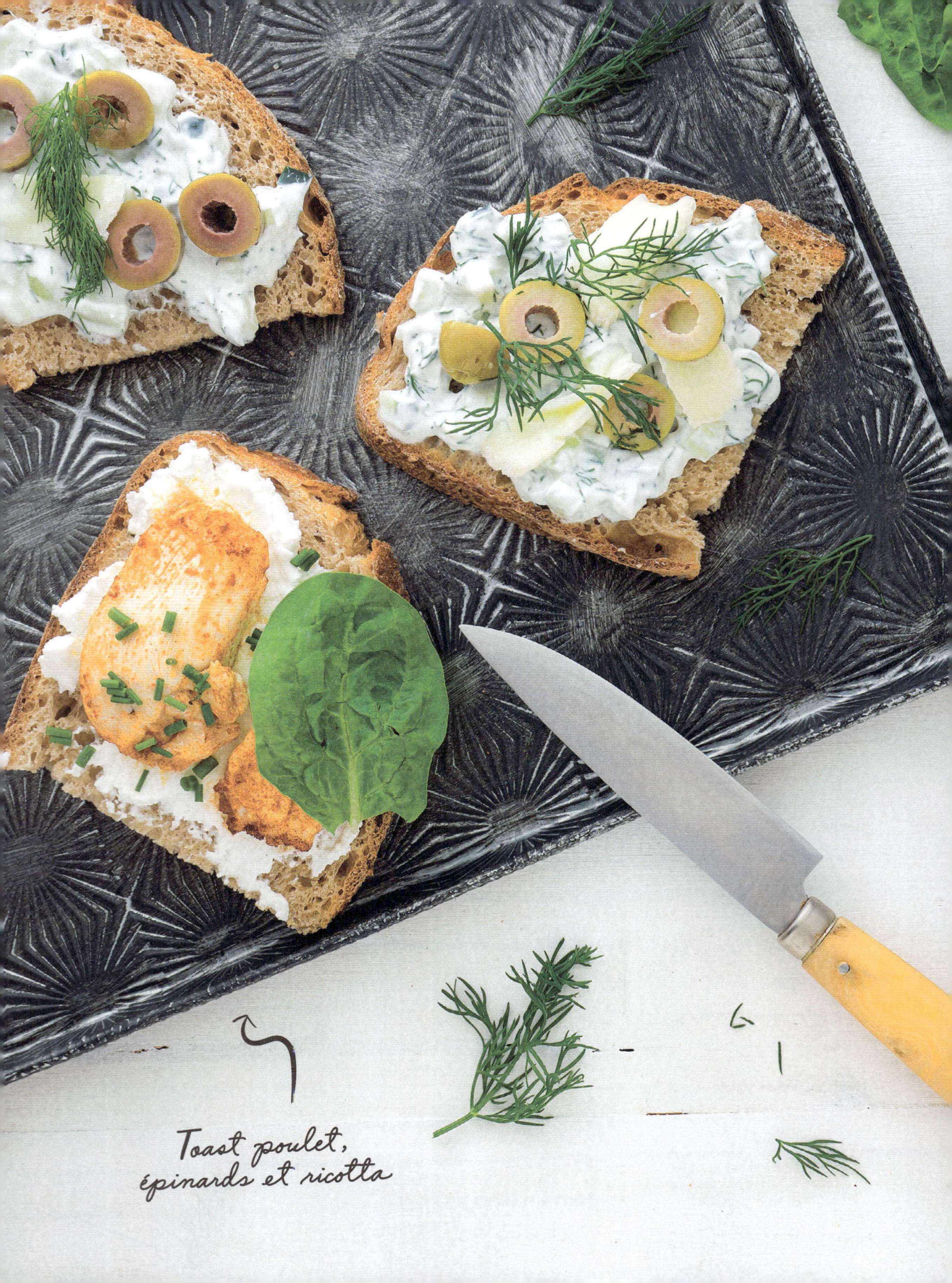

Toast poulet, épinards et ricotta

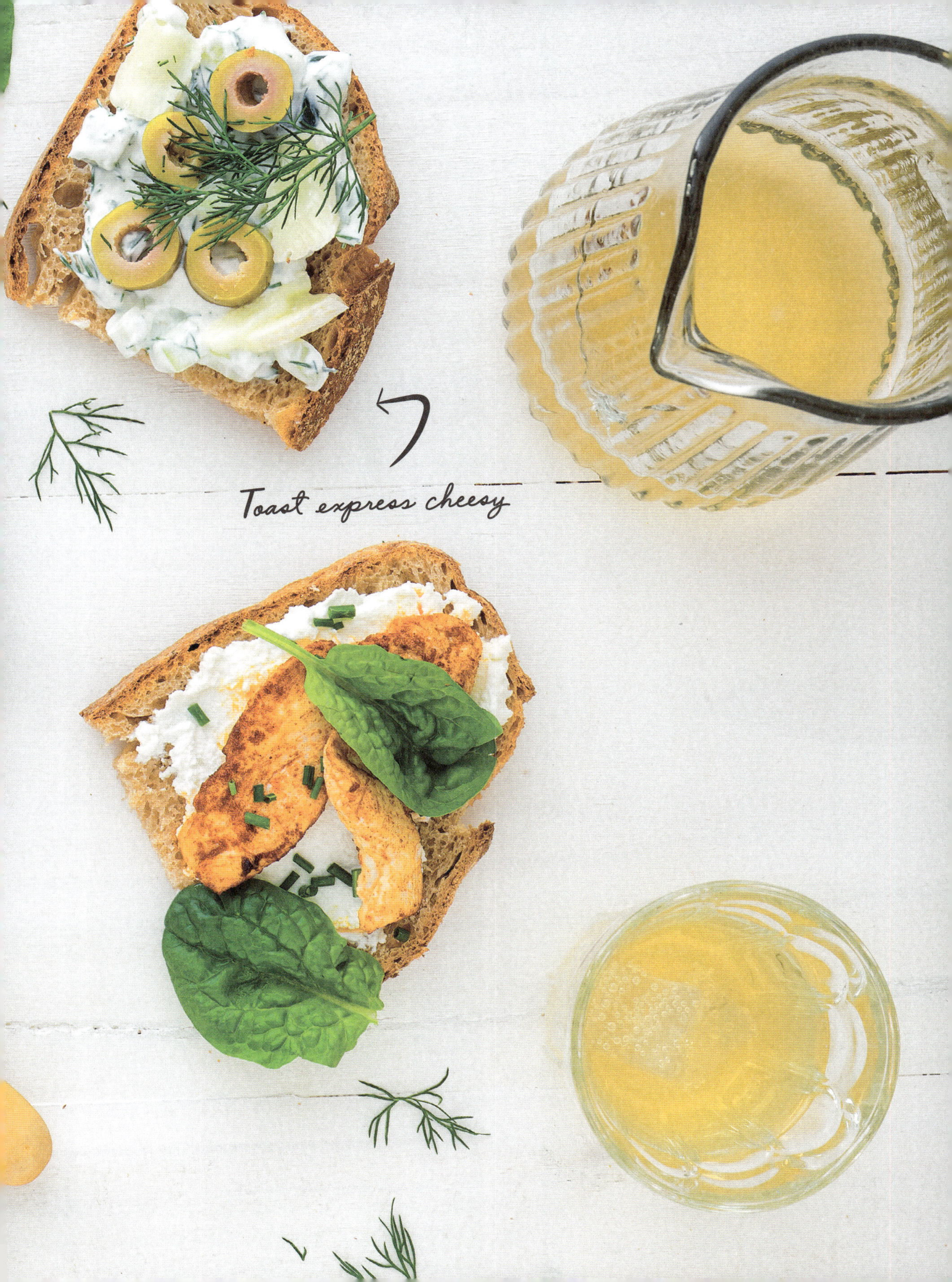
Toast express cheesy

TOAST POULET, *ÉPINARDS ET RICOTTA*

1 personne

Préparation – **1 min**

Cuisson – **12 min**

1 morceau d'escalope de poulet

2 tranches de pain de mie complet

1 de ricotta

2 de pousses d'épinards

Ciboulette séchée

Sel

1 Dans une poêle, saisissez l'escalope de poulet 4 min à feu vif dans un filet d'huile d'olive, puis poursuivez la cuisson 7 à 8 min à feu moyen en retournant régulièrement la viande. Ajoutez 1 pincée de sel en fin de cuisson.

2 Toastez vos tranches de pain de mie au grille-pain puis étalez-y la ricotta.

3 Déposez ensuite le poulet et saupoudrez de ciboulette à volonté !

J'aime autant les petits déjeuners sucrés que salés, je varie en fonction de mes envies et c'est là que repose mon équilibre.

TOAST EXPRESS *CHEESY*

1 personne

Préparation – **5 min**

Cuisson – **3 min**

1 tranche de pain de mie complet

1 à soupe de skyr

1 à café d'aneth sèche

1 concombre coupé en petits dés

1 à soupe de fromage de brebis

1 d'olives vertes

1 pincée de sel

1 Faites toaster votre tranche de pain de mie complet 3 min au grille-pain.

2 Pendant ce temps, dans un récipient, mélangez le skyr, l'aneth, le concombre, le sel. Étalez cette préparation sur votre tranche de pain de mie.

3 Ajoutez le fromage de brebis par-dessus, ainsi que les olives vertes. Savourez !

OMELETTE CHEESY *POMMES DE TERRE PERSILLÉES*

1 personne

Préparation – **15 min**

Cuisson – **15 min**

3 poignées de pommes de terre crues coupées en dés

1 de persil haché

2 œufs

½ de lait

1 pincée de sel

1 de roquefort coupé en dés

1 à soupe d'huile d'ol ve

1 Faites revenir à feu vif les pommes de terre dans l'huile d'olive avec le persil haché pendant 4 min à couvert, puis 10 min de plus sans cesser de remuer.

2 Dans un bol, mélangez les œufs, le lait et le sel. Versez cette préparation sur les pommes de terre et répartissez joliment dessus. Ajoutez les dés de roquefort et laisser prendre 5 min. Accompagnez l'omelette d'une belle salade à volonté.

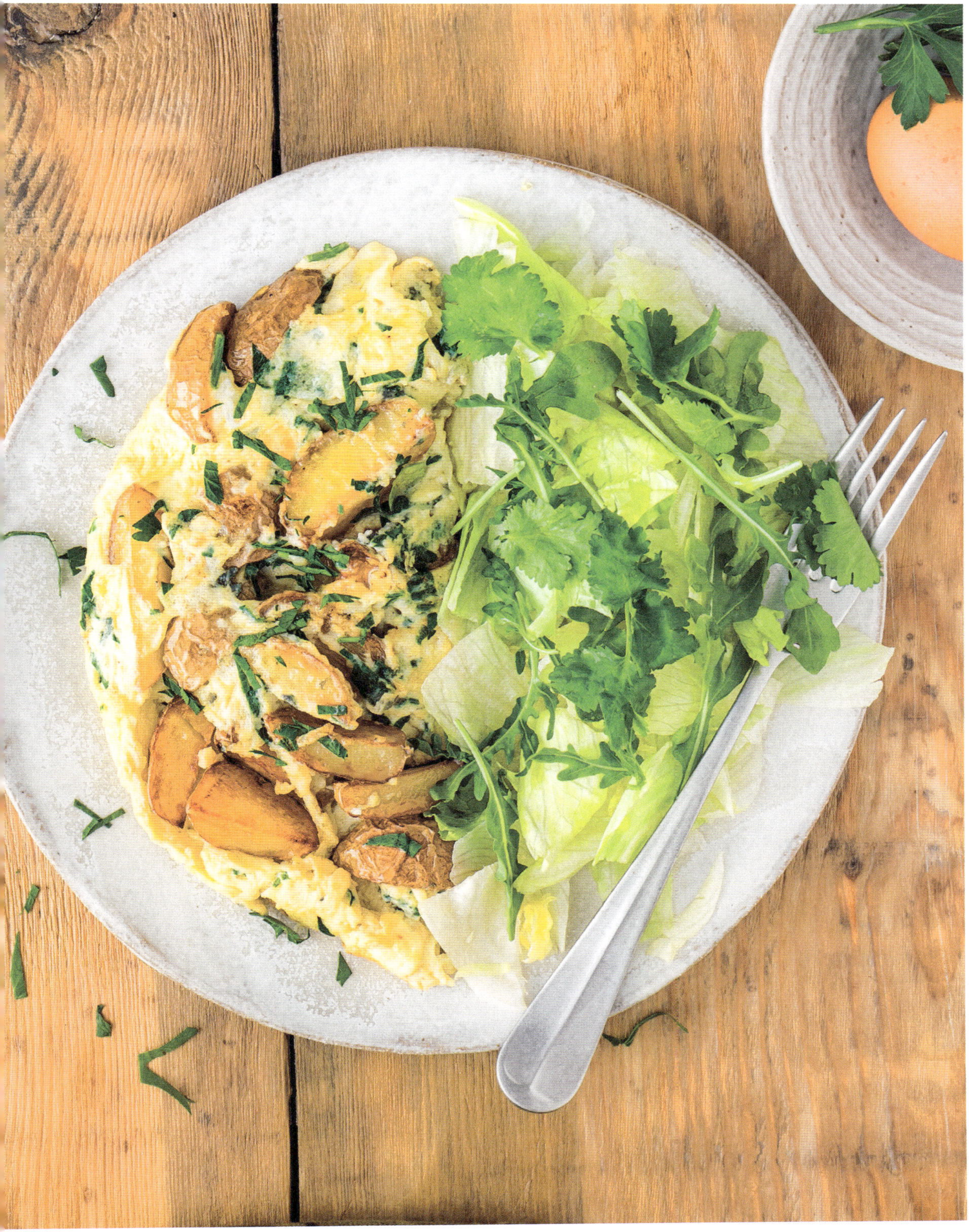

MA PAUSE DÉJ'

PASTA SALADE ŒUFS
ET AVOCADO EXPRESS

1 personne

Préparation – **5 min**

Cuisson – **0 min**

2 œufs durs

½ avocat

3 de pâtes cuites

1 pincée de piment d'Espelette

Ciboulette sèche à volonté

1 filet de jus de citron

1 à café de mayonnaise

1 pincée de mélange d'épices à l'italienne

1 Dans un grand bol, écrasez les œufs, l'avocat, le jus de citron, la mayonnaise avec les épices.

2 Ajoutez les pâtes et mélangez le tout.

J'ai toujours des pâtes cuites au frais pour préparer mes déjeuners express !

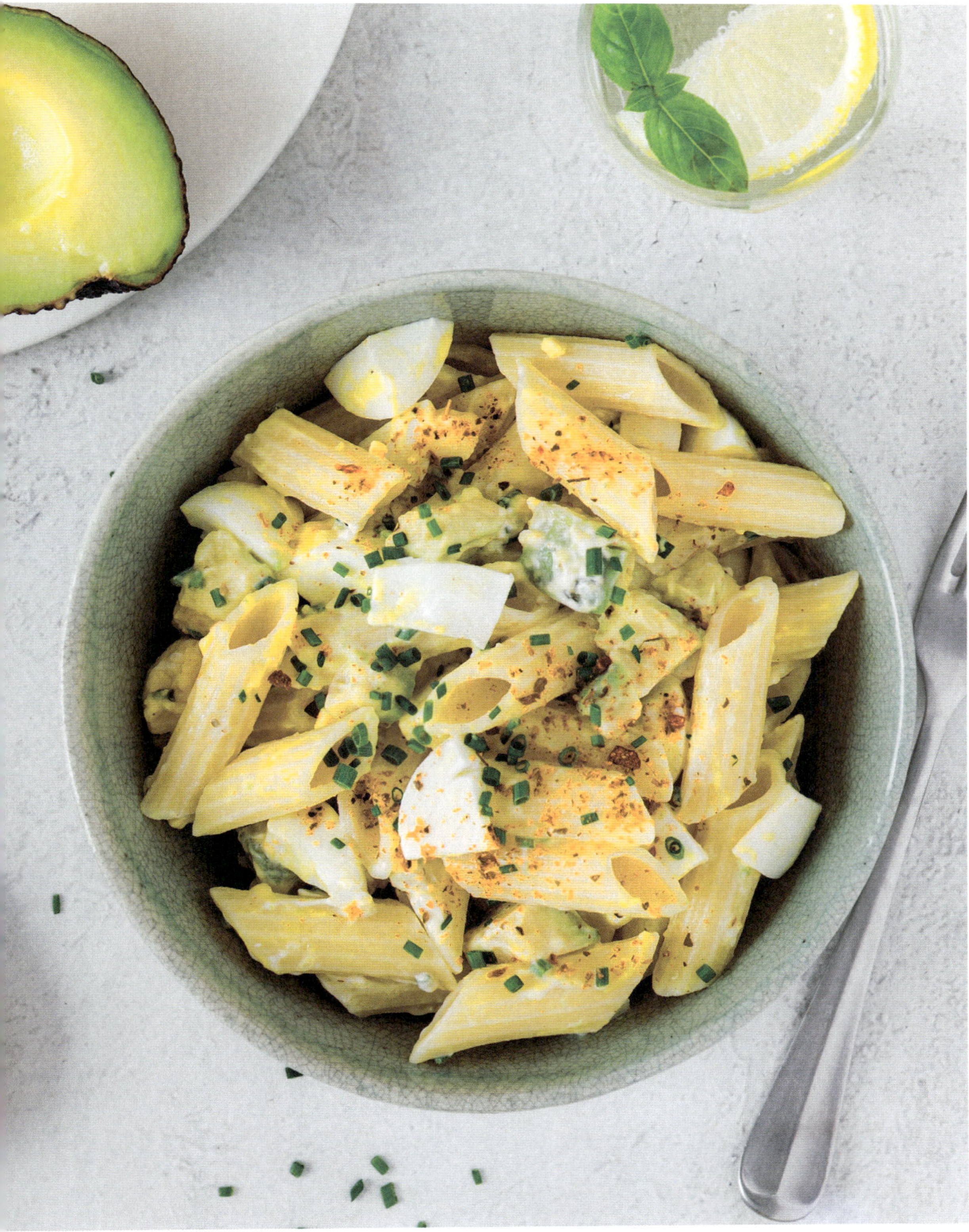

TORTILLA CHEDDAR *ET ROQUETTE*

1 personne

Préparation – **10 min**

Cuisson – **17 min**

1 à soupe d'huile d'o ive

3 de pommes de terre coupées en petits cubes

2 œufs

½ verre de lait

1 à soupe de lardons de dinde

2 de cheddar râpé

Roquette à volonté

Sel, poivre

1 Faites revenir les pommes de terre dans l'huile d'olive pendant 5 min à feu vif à couvert.

2 Dans un bol, battez les œufs et le lait vigoureusement puis ajoutez les lardons de dinde, le cheddar, le sel et le poivre.

3 Poursuivez la cuisson des pommes de terre encore 7 min à feu moyen à découvert, en remuant sans cesse. Versez les œufs et de lardons par-dessus. Laissez cuire la tortilla 5 min à feu vif, et c'est prêt ! Disposez le tout sur une belle assiette à côté d'une belle roquette.

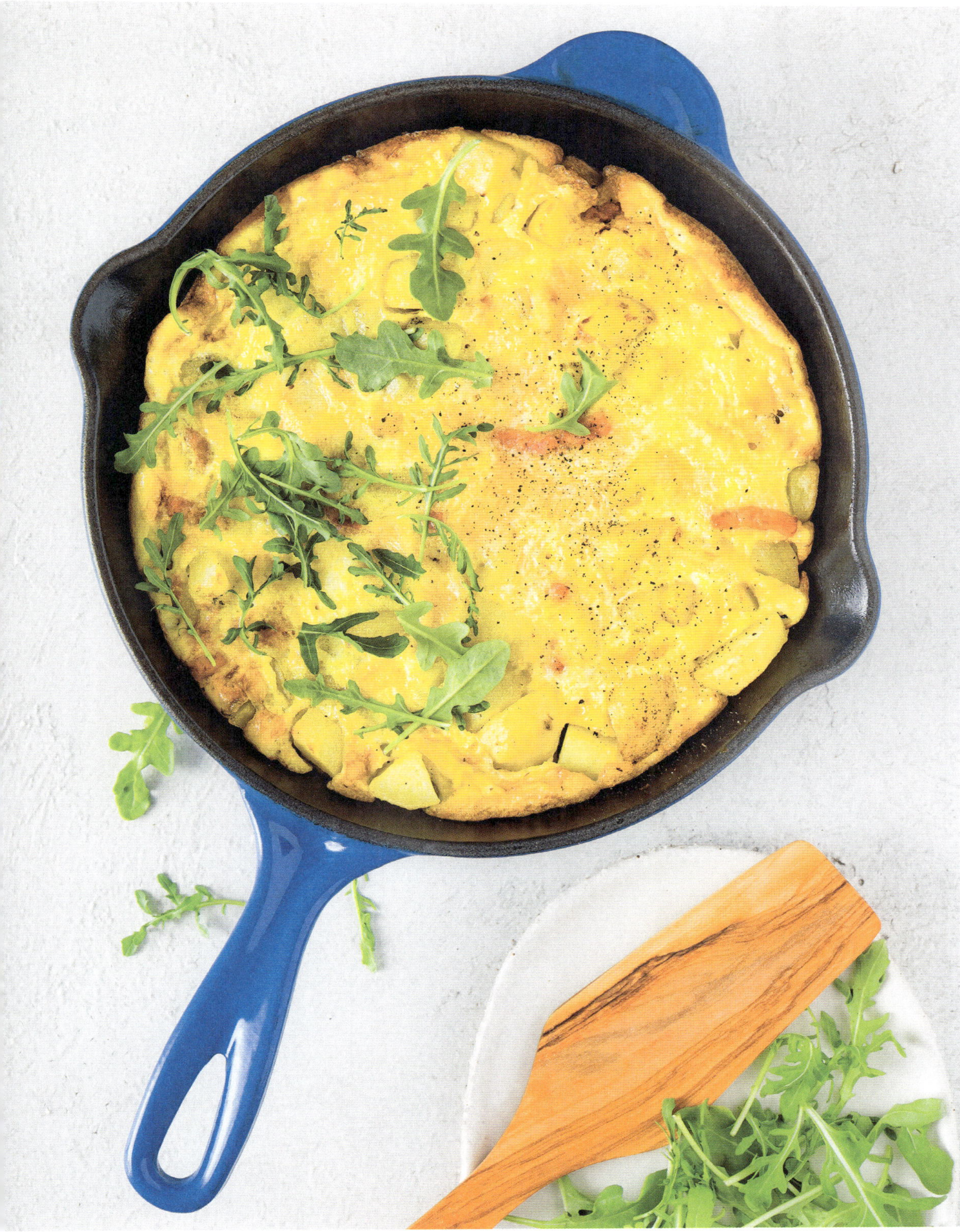

BAGEL CHÈVRE *ET MIEL*

1 personne

Préparation – **10 min**

Cuisson – **8 min**

1 carré de beurre

1 oignon blanc émincé

1 à café de miel

3 de tofu en dés

3 à soupe de fromage frais nature

Ail en poudre

Pain à bagel nature

1 de fromage de chèvre émietté

Sel

1 Dans une poêle, faites fondre le beurre 2 min à feu moyen. Ajoutez l'oignon, le miel et le sel pour le faire caraméliser pendant 4 min toujours à feu moyen.

2 Faites revenir le tofu 2 min à feu vif en remuant le tout sans cesse.

3 Dans un récipient, mélangez le fromage nature et l'ail en poudre. Étalez-le dans votre pain à bagel et disposez le fromage de chèvre, puis la garniture chaude et refermez le pain.

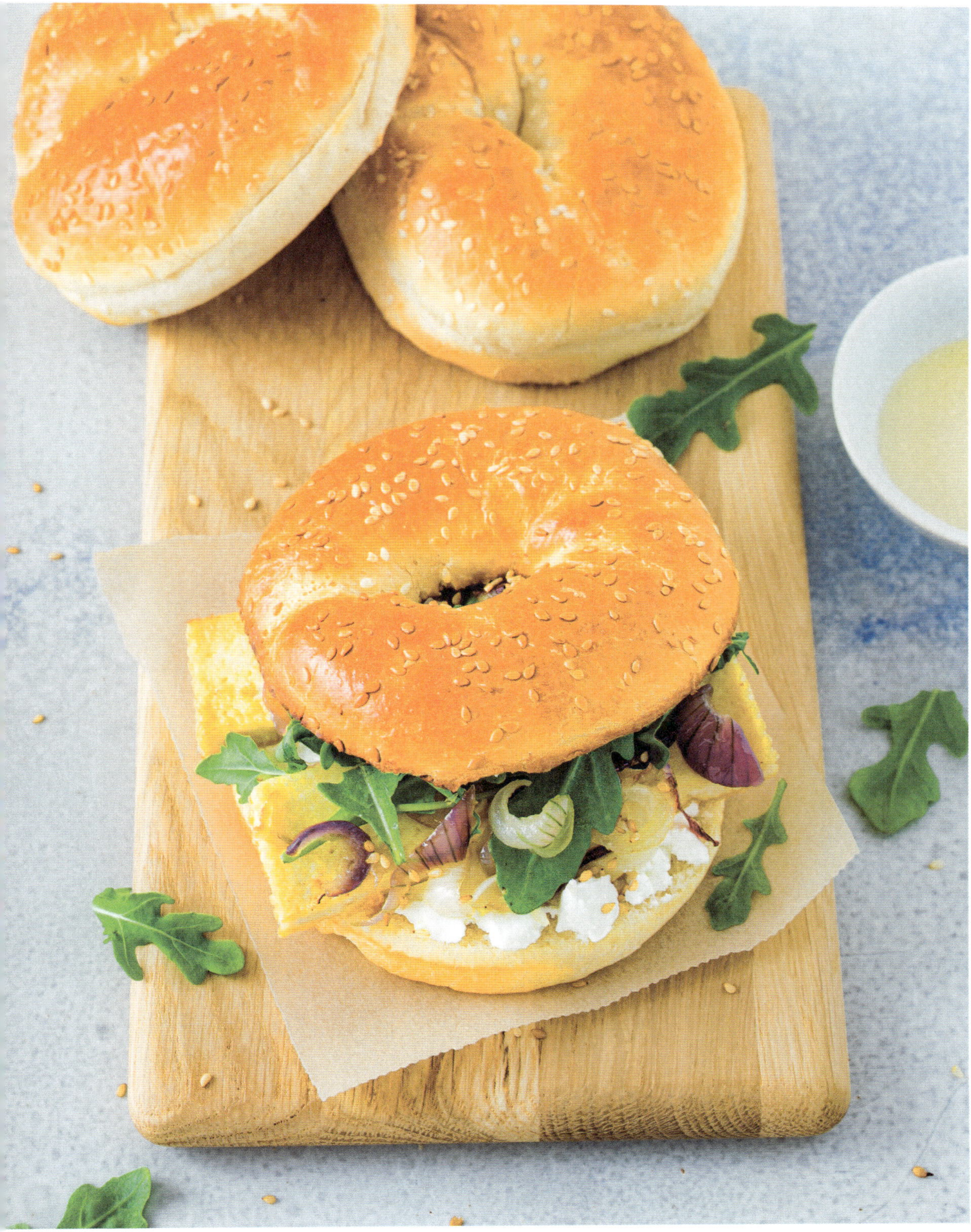

CHEESE NAAN
HOUMOUS EXPRESS

5 personnes

Préparation – **20 min**

Cuisson – **8 min**

6 de pois chiches égouttés

4 à soupe d'huile d'clive

1 à soupe de jus de citron

1 à café de purée de sésame

1 gousse d'ail

1 à café de cumin

3 morceaux de Vache qui rit®

1 pâte à pizza ronde

1 œuf froid

½ verre d'huile de tournesol

1 ½ à soupe de moutarde fine et douce

5 carottes coupées en lamelles épaisses

Sel, poivre

Cette recette à partager est parfaite lorsque je reçois de la famille.

1 Mixez les pois chiches avec l'huile d'olive, le jus de citron, la purée de sésame, l'ail, le cumin et le sel jusqu'à obtenir une texture onctueuse et homogène.

2 Étalez ensuite la Vache qui rit® sur la pâte à pizza puis le houmous dessus. Coupez la pizza en 4 grandes parts et refermez tous les bords vers le milieu, puis étalez à l'aide d'un rouleau.

3 Chauffez une poêle 3 min à feu moyen (avec ou pas de la graisse selon l'adhérence de la poêle). Faites-y cuire les morceaux de pizza 4-5 min de chaque côté toujours à feu moyen et à couvert.

4 Pendant ce temps, dans un cul de poule, mettez l'œuf, la moutarde, l'huile, du sel et du poivre. À l'aide d'un mixeur plongeant, mixez le tout 30 à 40 sec sans bouger, puis 20 à 30 sec avec de légers gestes de l'intérieur vers l'extérieur du récipient jusqu'à obtenir la consistance désirée. Accompagnez des lamelles de carottes.

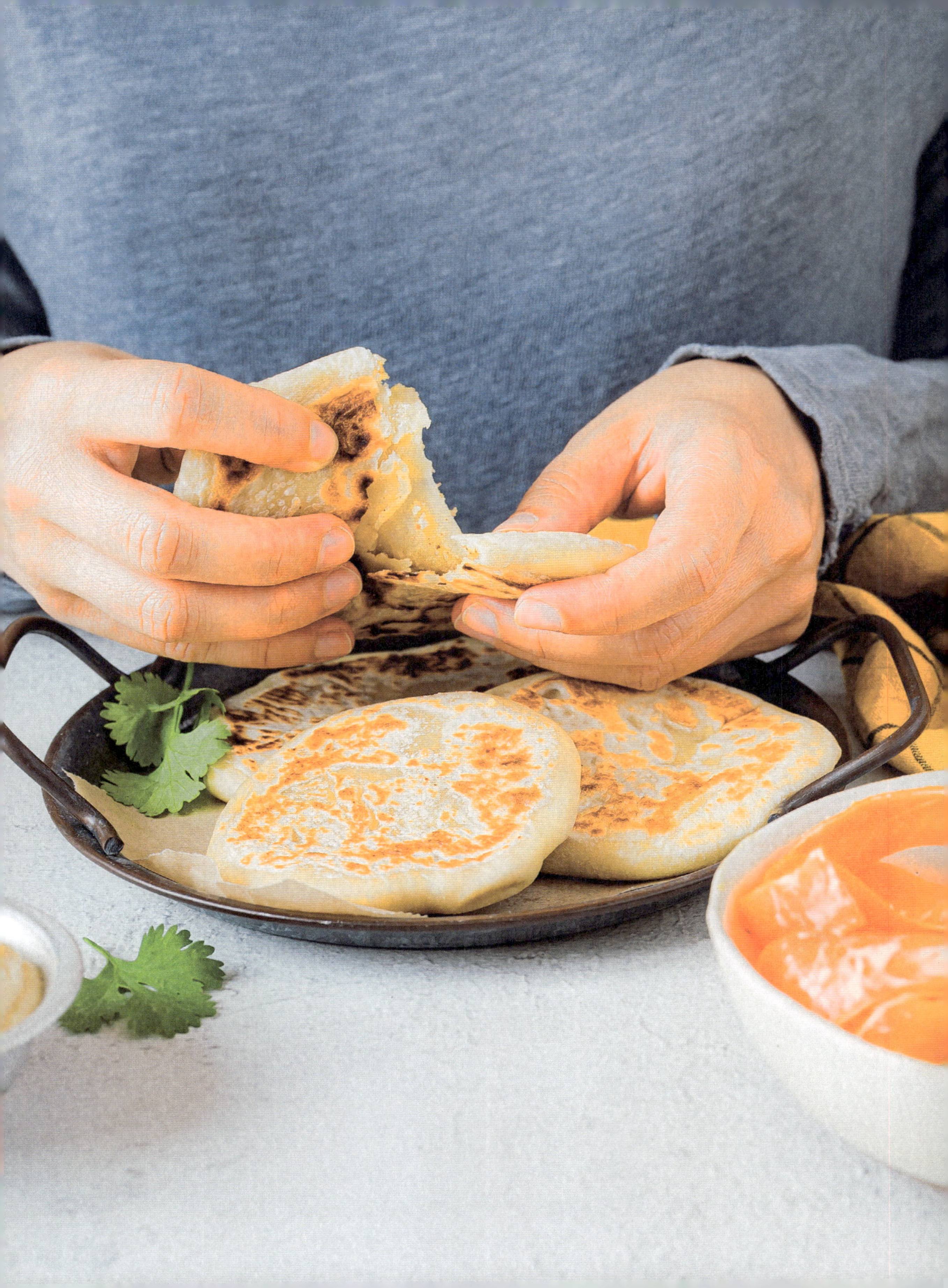

MES CHEATMEALS *EXPRESS*

Dans ma routine zéro frustration, on peut manger de tout ! Ces idées cheatmeals express vous aideront à maintenir votre rythme et continuer à vous faire plaisir au quotidien avec des recettes ultra-gourmandes à intégrer dans vos menus hebdomadaires.

GNOCCHIS *PESTO ET REBLOCHON*

1 personne

Préparation – **15 min**

Cuisson – **9 min**

4 de gnocchis cuits
1 à café de pesto
3 à soupe de crème de coco
1 de reblochon
½ d'eau
1 pavé de saumon coupé en petits morceaux
1 d'oignons frits

1 Dans une poêle, faites revenir les gnocchis avec le pesto à feu moyen pendant 3 min tout en remuant.

2 Ajoutez la crème de coco, le reblochon et l'eau. Continuez à remuer pendant 4 min à feu moyen puis ajoutez le pavé de saumon. Laissez mijoter 2 min à feu doux.

3 Versez dans une assiette avec des oignons frits en topping.

Astuce : les gnocchis sont un indispensable pour des recettes riches, gourmandes et express !

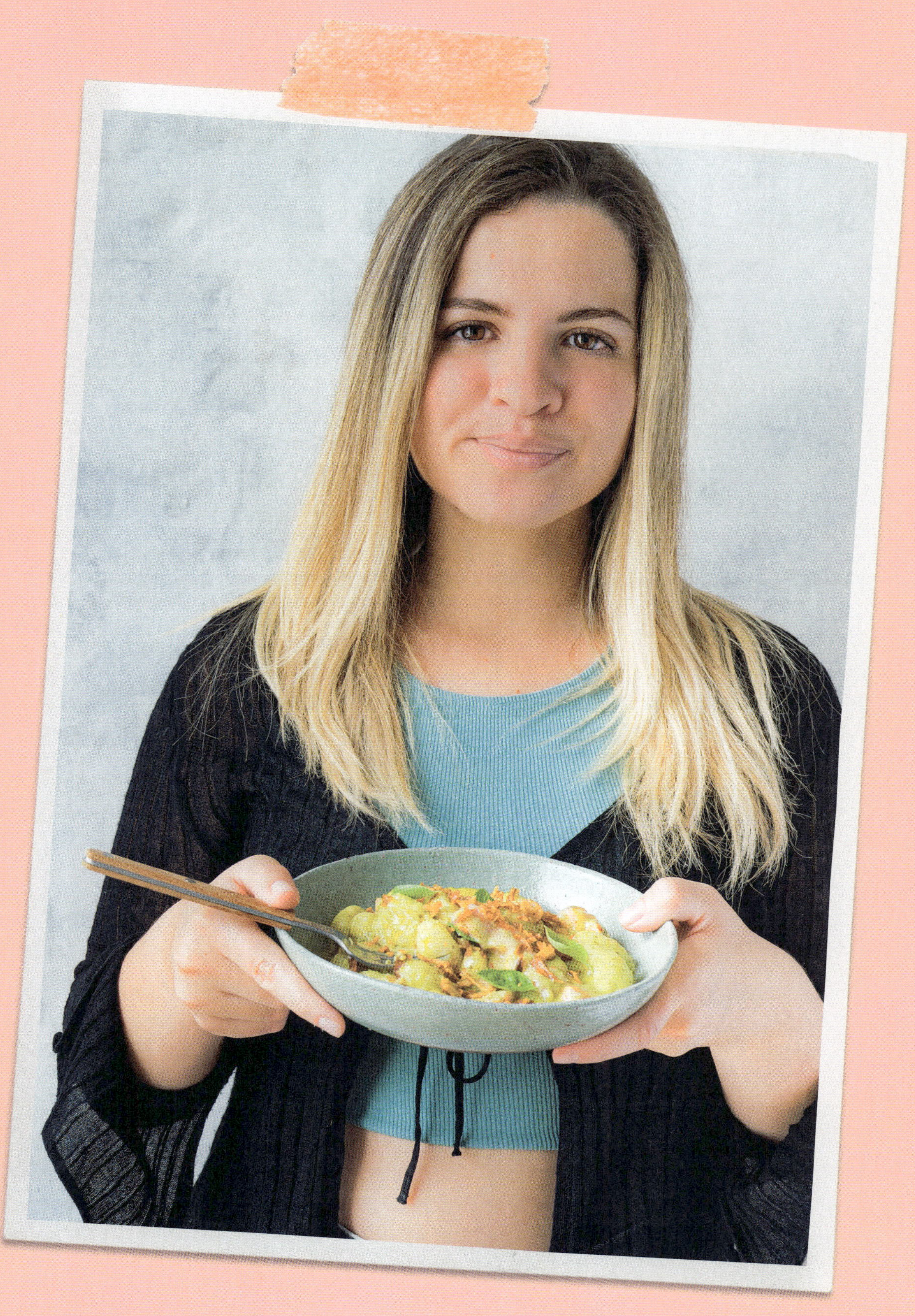

TAGLIATELLES *ET BÉCHAMEL*

1 personne

Préparation – **5 min**

Cuisson – **10 min**

3 carrés de beurre
1 de farine
2 de lait
1 pincée de poudre de noisettes
4 de tagliatelles cuites
3 de copeaux de parmesan
Sel, poivre

1 Dans une casserole, faites fondre le beurre 2-3 min à feu doux. Ajoutez la farine et mélangez bien le tout. Versez le lait petit à petit en fouettant sans cesse. Salez, poivrez.

2 Ajoutez les tagliatelles et le parmesan. Mélangez bien et dégustez chaud !

COQUILLETTES *SAUCE ROQUEFORT*

1 personne

Préparation – **5 min**

Cuisson – **5 min**

4 de coquillettes cuites
2 gousses d'ail hachées
½ carré de beurre
½ de crème épaisse
½ d'eau
1 de roquefort
Poivre

1 Faites revenir les coquillettes cuites dans le beurre 1 min et l'ail haché à feu vif.

2 Ajoutez la crème épaisse, l'eau, le roquefort et le poivre puis poursuivez la cuisson 4 min à feu moyen.

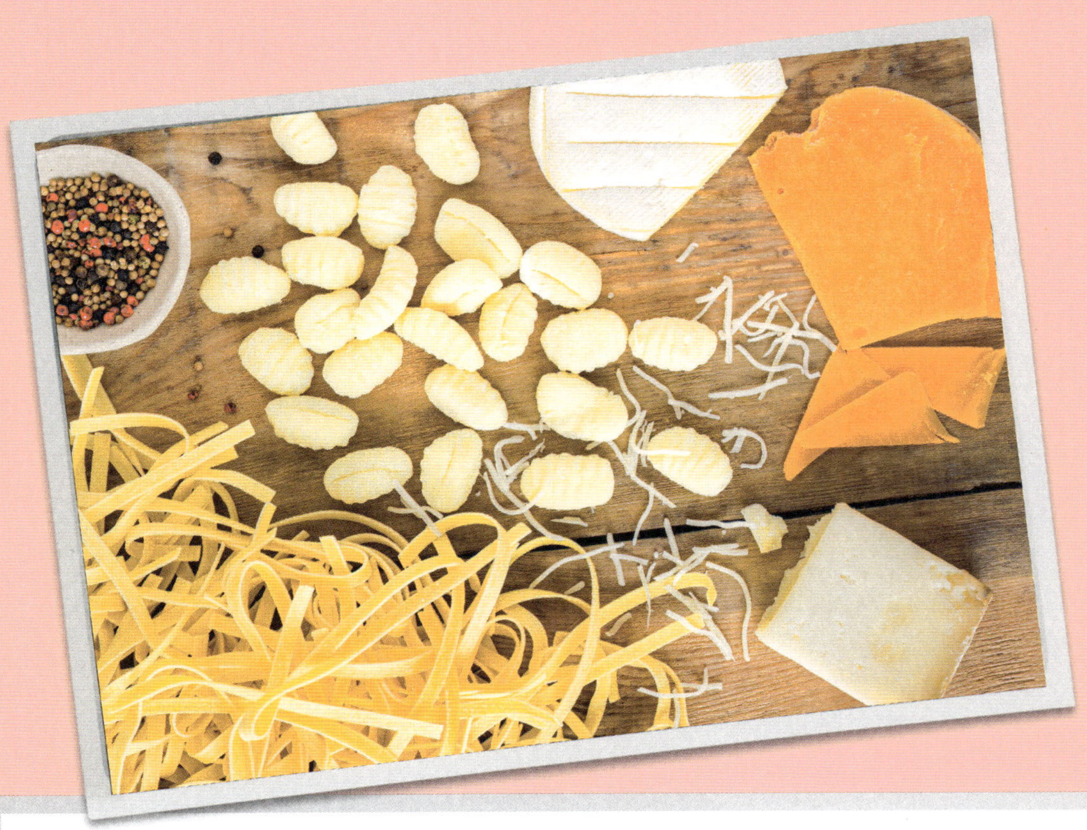

HACHI PARMENTIER *CHEESY*

1 personne

Préparation – **15 min**

Cuisson – **15 min**

2 de pommes de terre cuites
½ de lait
½ carré de beurre
2 de viande hachée
1 à café d'huile d'olive
1 à soupe de crème fraîche épaisse
Persillade
2 de mozzarella râpée
Sel, poivre

1 Préchauffez le four à 220 °C. Dans un bol, écrasez les pommes de terre. Faites chauffer le lait avec le beurre, le sel et le poivre 1 min au micro-ondes à puissance maximale, puis mélangez aux pommes de terre.

2 Faites revenir la viande dans l'huile d'olive 7 min à feu moyen avec la persillade. Ajoutez la crème et remuez encore 2 min toujours à feu moyen.

3 Dans un plat à four, versez la purée, la viande et la mozzarella en topping puis enfournez le tout 4 min.

TACOS POULET *ET ÉPINARDS*

1 personne

Préparation – **10 min**

Cuisson – **15 min**

1 tortilla de blé

Ail haché (facultatif)

1 escalope de poulet

Paprika

1 à café d'huile d'olive

1 à soupe de Saint-Môret®

½ d'eau

Pousses d'épinards à volonté

1 Préchauffez le four à 230 °C.
Faites blanchir l'escalope avec l'huile d'olive, l'ail et les épices pendant 5 min à feu moyen.

2 Ajoutez ensuite le St Môret®, l'eau et laissez mijoter 5 min de plus à feu vif.

3 Garnissez le centre de votre tortilla en ajoutant les épinards frais sur la garniture et rabattez les côtés pour fermer. Enfournez votre tacos 2 min.

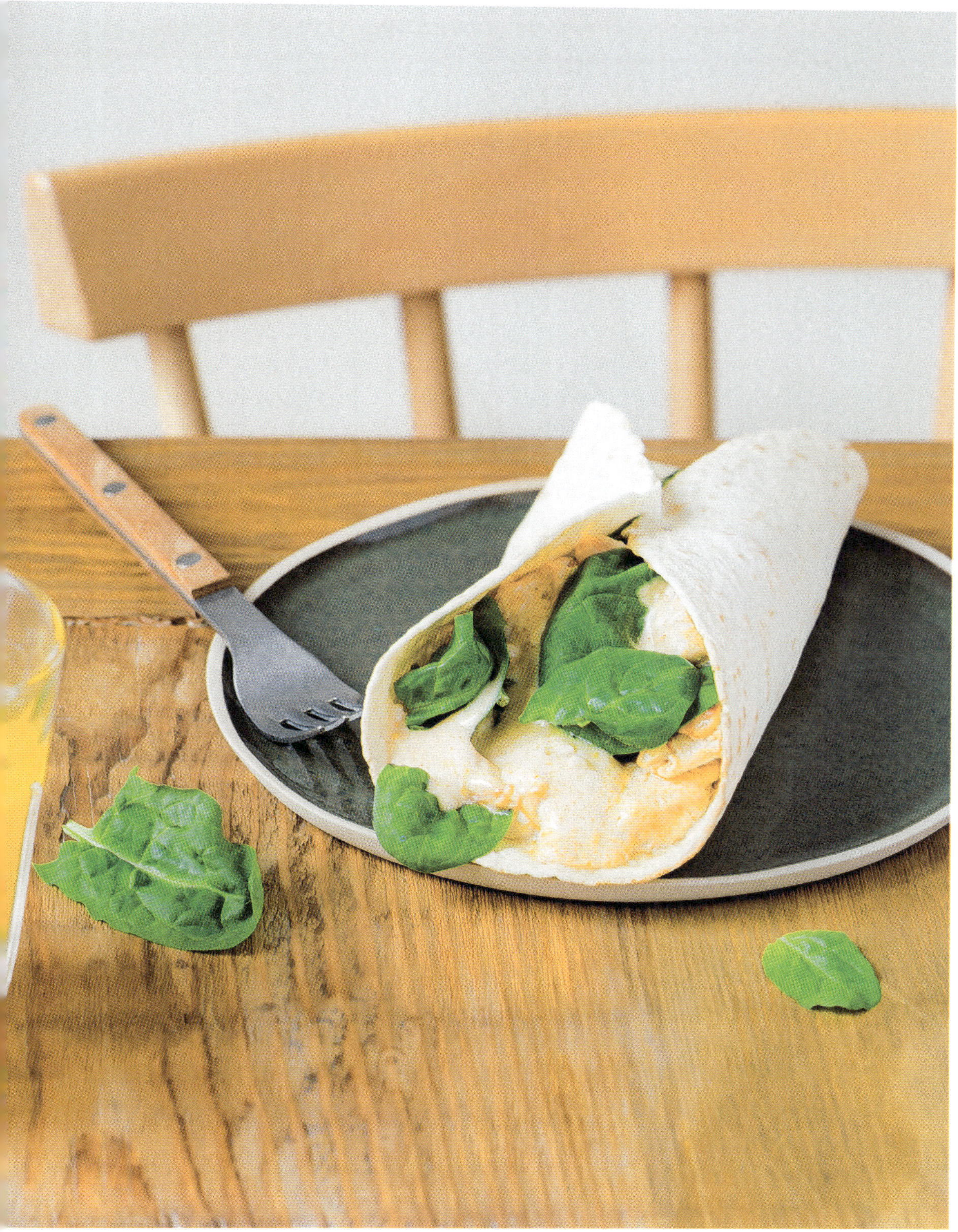

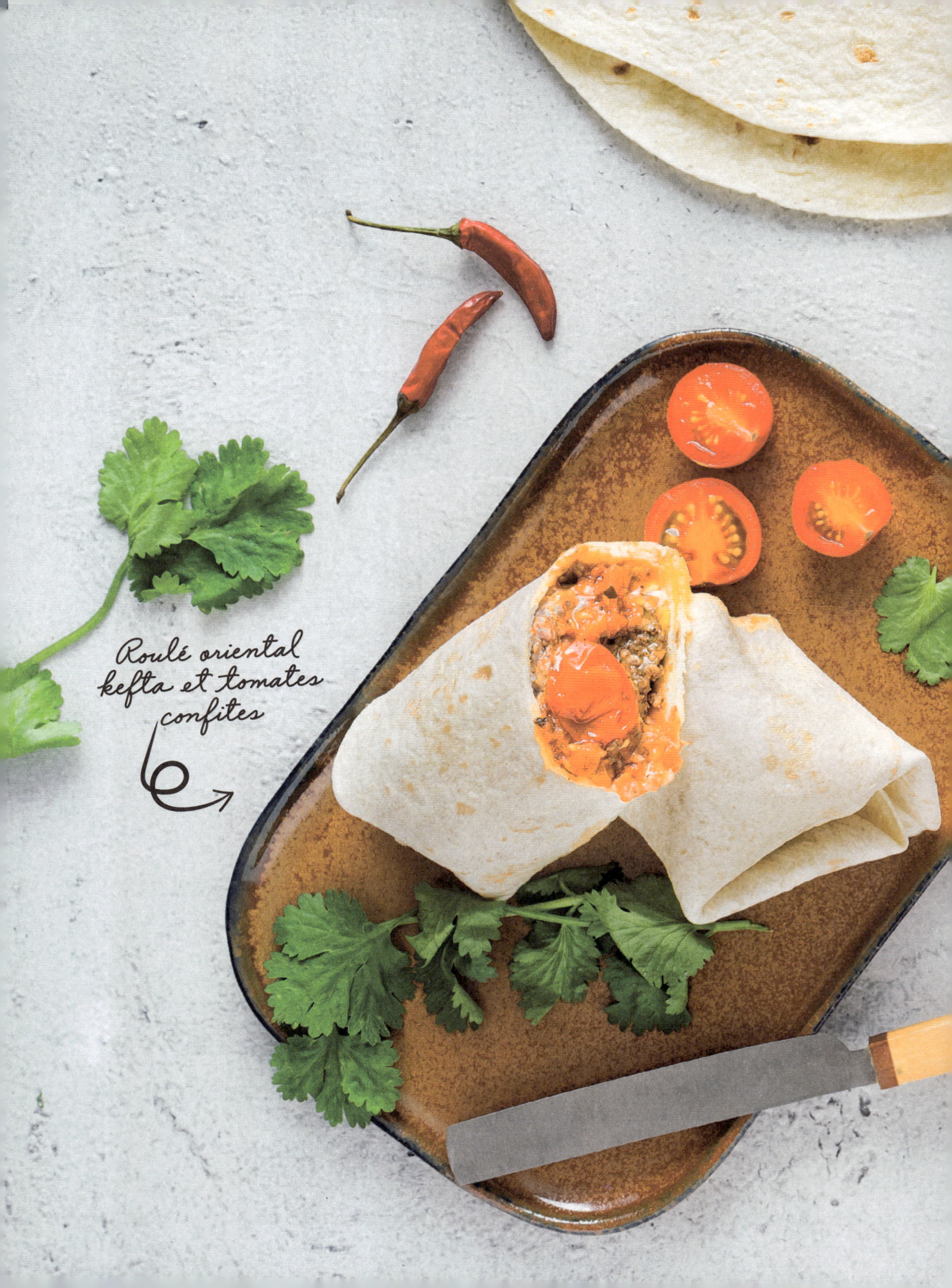
Roulé oriental
kefta et tomates
confites

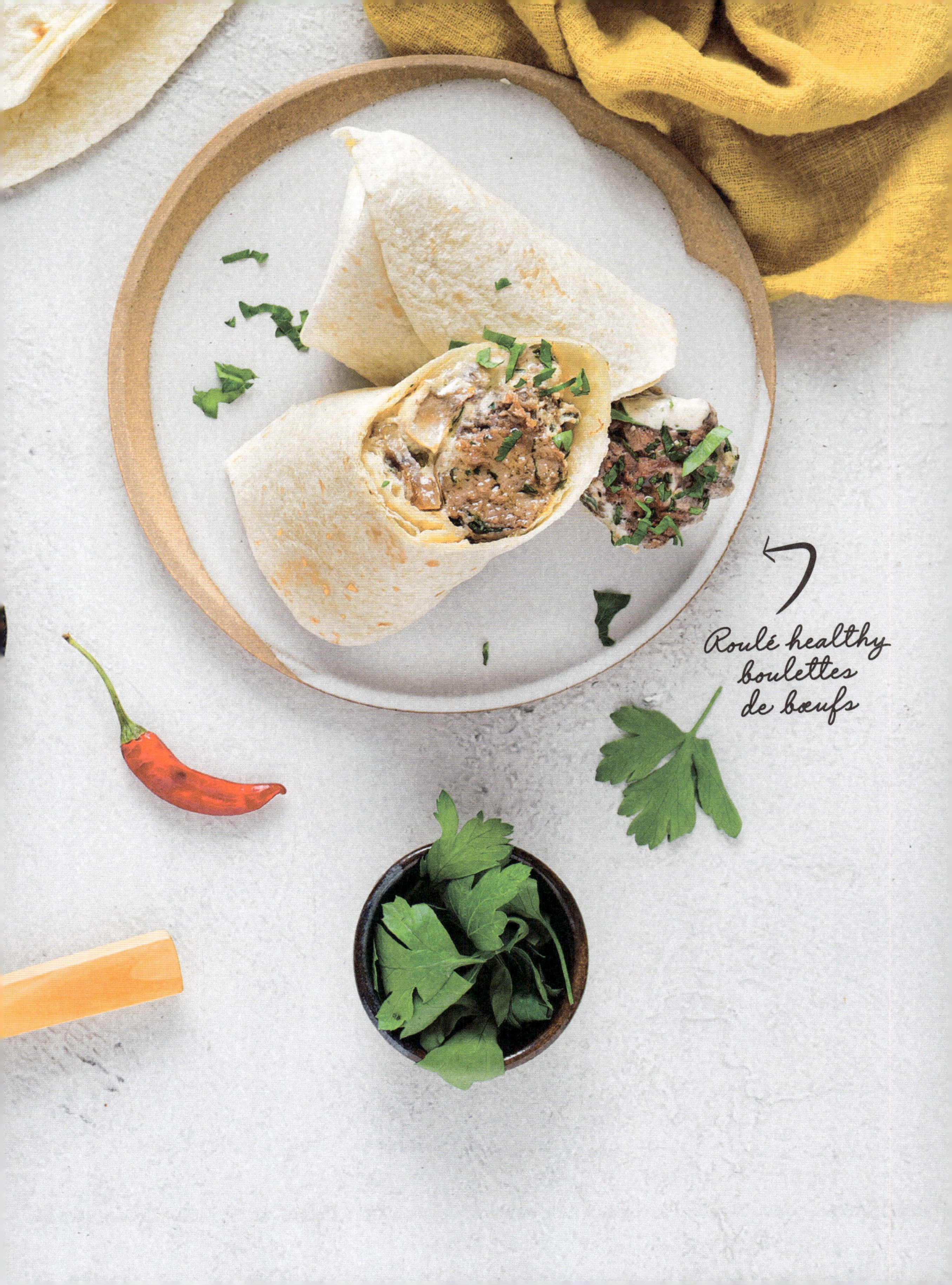
Roulé healthy
boulettes
de bœufs

ROULÉ ORIENTAL *KEFTA ET TOMATES CONFITES*

1 personne

Préparation – **15 min**

Cuisson – **10 min**

2 grosses poignées de viande hachée

1 oignon émincé

1 ½ à soupe d'huile d'olive

3 de tomates cerises

1 à café de miel

1 à café de mayonnaise

1 tortilla de blé

Coriandre moulue

Cumin en poudre

Sel

1 Dans un bol, mélangez le bœuf haché, avec l'oignon, de la coriandre, du cumin et du sel à doser selon votre goût. Formez 4-5 petites boules avec vos mains. Faites ensuite chauffer 1 c. à soupe d'huile d'olive dans une poêle à feu moyen pendant 3 min, puis faites revenir les boulettes 3 min à feu vif de chaque côté.

2 Ajoutez les tomates cerises, le miel dessus et l'huile d'olive restante. Laissez mijoter le tout à couvert 4 min. Écrasez ensuite à l'aide d'une fourchette les tomates.

3 Étalez ensuite sur la tortilla la mayonnaise, puis la garniture. Roulez celle-ci et dégustez !

ROULÉ HEALTHY *BOULETTES DE BŒUF*

1 personne

Préparation – **10 min**

Cuisson – **9 min**

2 gousses d'ail

½ botte de persil frais

1 à café de piment doux

2 de bœuf haché

1 à soupe d'huile d'olive

3 à soupe de St Môret® (ou crème de coco ou crème entière semi-épaisse 30 %)

½ d'eau

Champignons de paris à volonté

1 à café de persillade

1 tortilla de blé

1 Dans un hachoir, hachez l'ail, le persil et le piment doux. Dans un bol, mélangez la viande avec la mixture. Formez ensuite des mini-boulettes et faites-les revenir dans une poêle avec l'huile d'olive pendant 4 min à feu vif en retournant sans cesse.

2 Ajoutez le St Môret®, l'eau, les champignons et la persillade. Laissez mijoter le tout 5 min à feu moyen tout en remuant.

3 Répartissez le tout sur une galette de blé et refermez le tout en roulé.

PIZZA NORVÉGIENNE *EXPRESS*

1 personne

Préparation – **10 min**

Cuisson – **5 min**

1 tortilla de blé

2 à soupe de crème fraîche épaisse 30 %

2 tranches de saumon fumé

1 de mozzarella râpée

1 de roquefort

Jus d'½ citron

4 à soupe d'huile d'olive

1 de persil frais

1 gousse d'ail

1 de roquette

Sel

1 Préchauffez le four à 220 °C.
Sur la tortilla, étalez la crème, le saumon fumé, puis la mozzarella et le roquefort par-dessus. Enfournez votre pizza healthy 5 min.

2 Pendant ce temps, préparez votre sauce salade en mixant le jus de citron avec l'huile d'olive, le persil, l'ail et le sel.

3 Ajoutez ensuite la roquette sur votre pizza prête et une c. à café de votre persillade sur la roquette.

J'adore cette persillade que je conserve quelques jours au frais dans un récipient adapté pour mes salades. C'est tellement pratique !

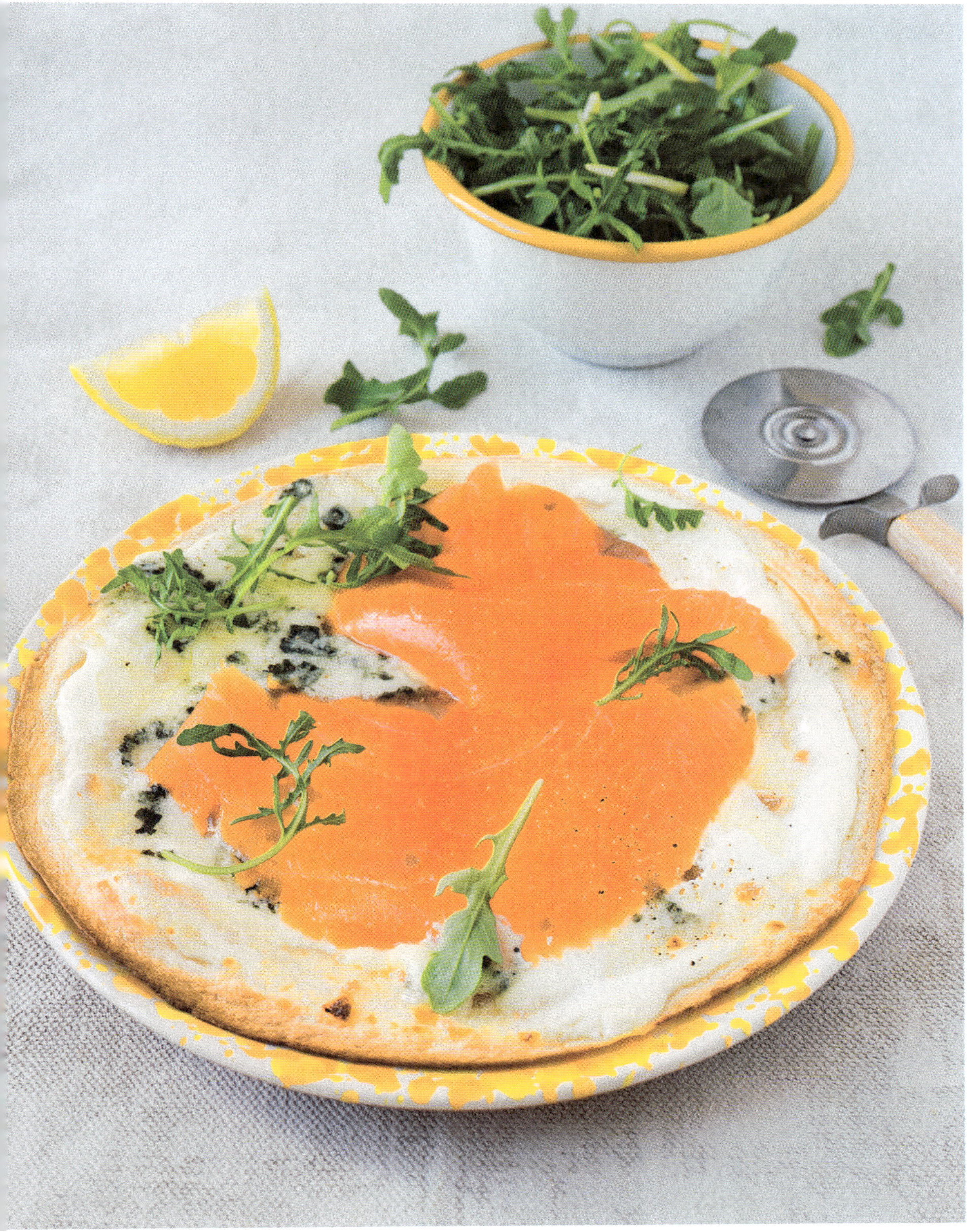

PIZZA BAGUETTE
HEALTHY

1 personne

Préparation – **10 min**

Cuisson – **13 min**

1  d'échalotes

1 carré de beurre

1  à café de sucre complet

3  de pois chiches

1  de comté râpé

1 pincée de basilic sec

Persil haché (ou de la coriandre fraîche hachée)

½ baguette

Roquette

1 filet de vinaigre balsamique

1 filet d'huile d'olive

Sel

1 Préchauffez le four à 200 °C. Dans une poêle, faites fondre le beurre 2 min à feu doux. Ajoutez les échalotes et le sucre. Laissez confire 6 min à couvert à feu moyen, puis 3 min à découvert en écrasant les échalotes ramollies à l'aide d'une fourchette.

2 Ajoutez les pois chiches et le persil, mélangez. Étalez la garniture sur la demi-baguette tranchée en deux puis parsemez de comté et de basilic. Enfournez le tout 4 min pour gratiner le fromage. Ajoutez en topping de la roquette avec l'huile d'olive et le vinaigre balsamique.

Vous pouvez ajouter une tranche de jambon en topping pour une version gourmande !

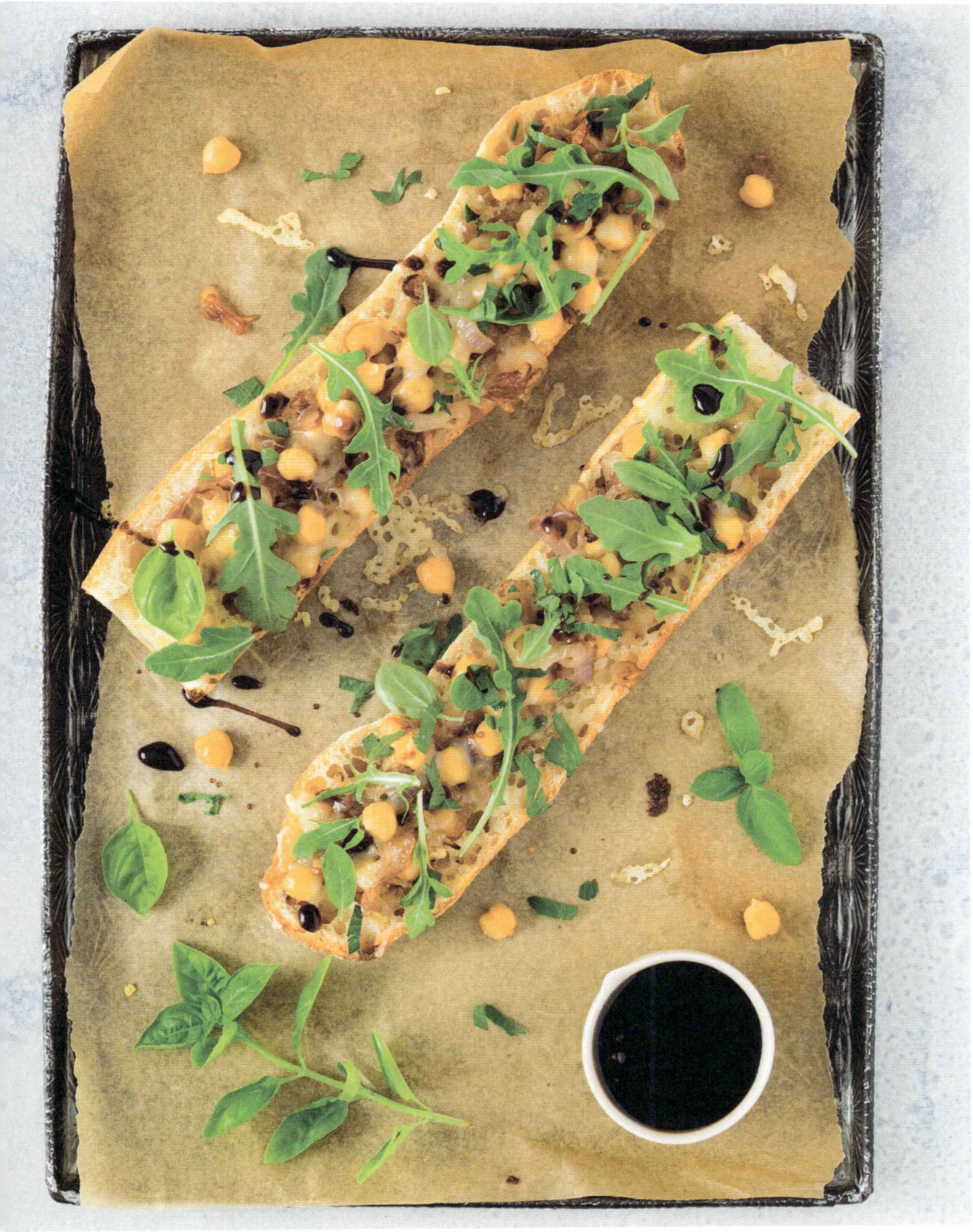

GNOCCHIS CARBO *HEALTHY*

1 personne

Préparation – **5 min**

Cuisson – **7 min**

3 de lardons de poulet

3 à soupe de skyr 0 %

½ d'eau

Basilic en poudre

3 de gnocchis nature cuits

1 à soupe de parmesan en poudre

1 Faites revenir les lardons 3 min dans une poêle à veuf vif.

2 Ajoutez ensuite le skyr, l'eau, le basilic et les gnocchis. Laissez mijoter le tout 4 min à feu moyen.

3 Enfin ajoutez le parmesan en topping et dégustez chaud.

> *J'adore accompagner mes gnocchis carbo d'une jolie mâche !*

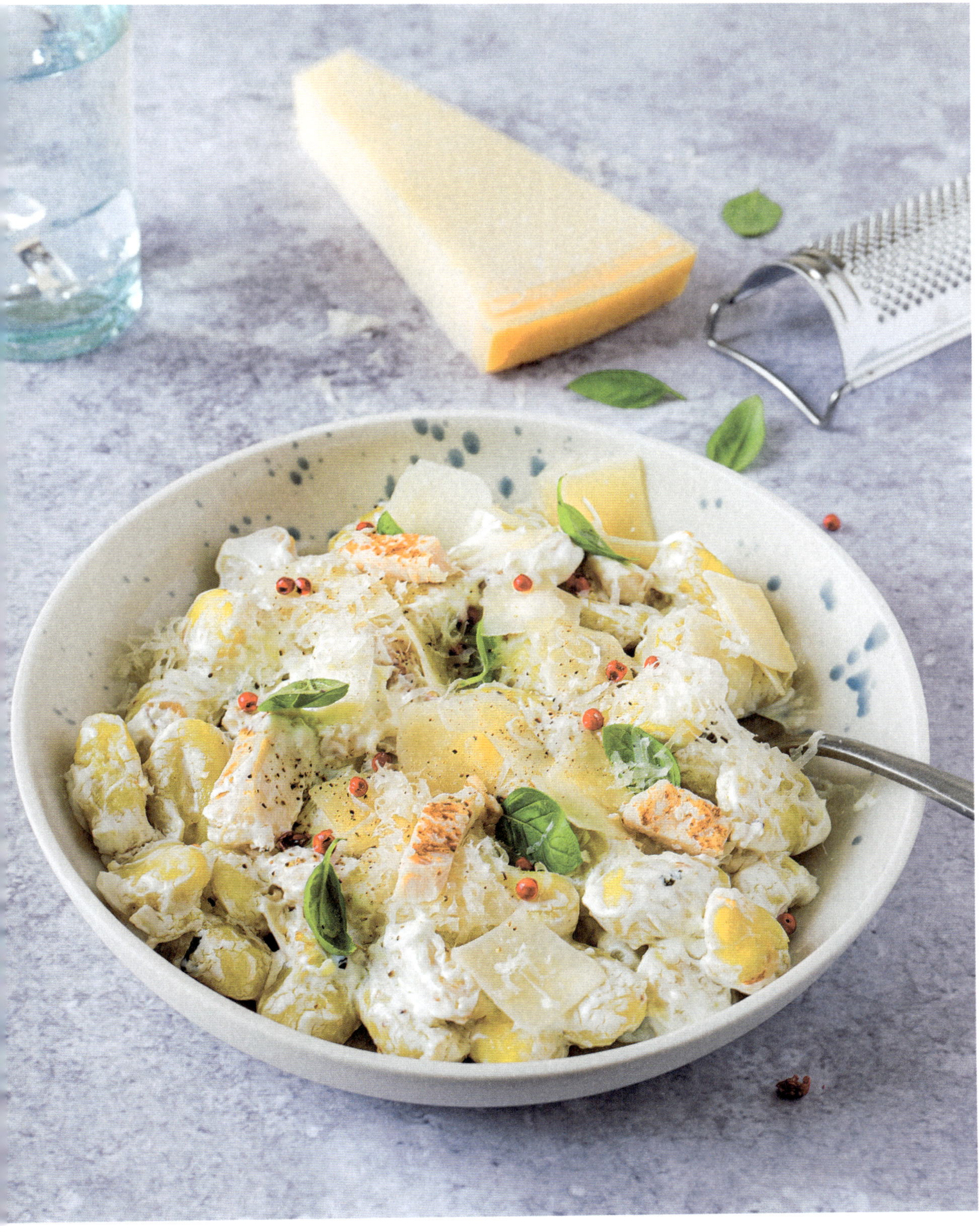

ONE POT PASTA
BROCOLI CREAM

1 personne

Préparation – **20 min**

Cuisson – **10 min**

1 oignon blanc émincé

1  à soupe d'huile d'olive

3  de farfalle cuites

3  à soupe de crème fraîche semi-épaisse

½  d'eau

3  de brocoli surgelé

1  de saint-marcellin en petits dés

Origan

1 Dans une poêle creuse, faites dorer l'oignon dans l'huile d'olive 4 min à feu moyen en remuant constamment.

2 Ajoutez ensuite de l'origan et les farfalle, la crème fraîche, l'eau et le brocoli. Laissez mijoter le tout 6 min en remuant sans cesse. Ajoutez ensuite le saint-marcellin sur les pâtes chaudes et dégustez.

Pour un repas encore plus complet, accompagnez cette recette d'un pavé de saumon !

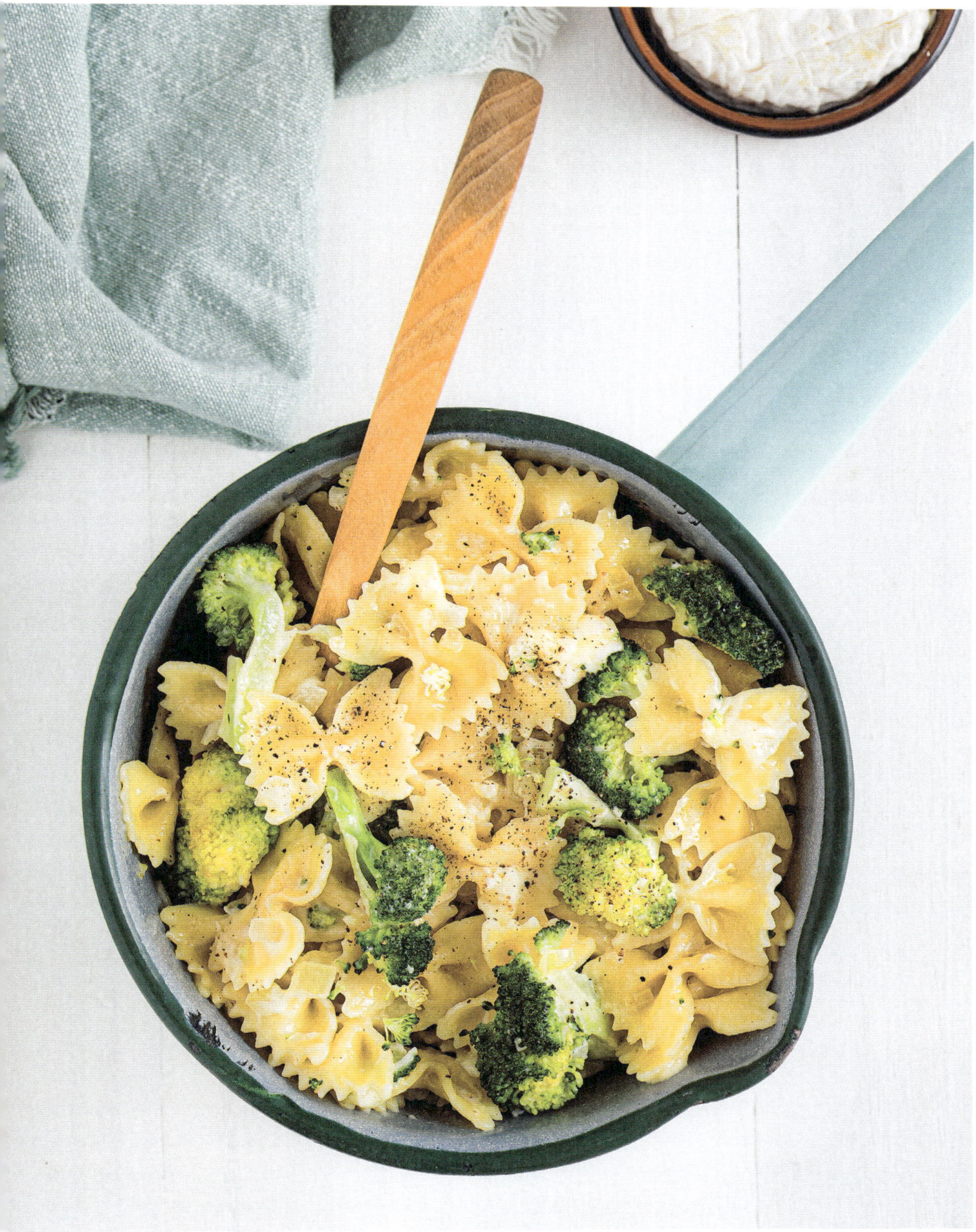

ONE POT PASTA POULET, PEANUT *ET POIVRON ROUGE*

1 personne

Préparation – **15 min**

Cuisson – **10 min**

3 de penne cuites

3 tranches de blanc de poulet

1 à soupe d'huile d'olive

3 échalotes finement ciselées

½ poivron rouge coupé en petits dés

1 ½ à café de sauce soja salée

3 à soupe de crème de coco

1 à café de beurre de cacahuètes

1 à café de concentré de tomate

½ d'eau

1 Dans une poêle, faites revenir 4 min à feu vif les échalotes et le poivron sans cesser de remuer.

2 Ajoutez ensuite la sauce soja, la crème de coco, le beurre de cacahuètes, le concentré de tomate et l'eau.

3 Laissez cuire 4 min à feu moyen à couvert.

4 Enfin versez les penne et le poulet. Remuez pendant encore 2 min à découvert à feu moyen.

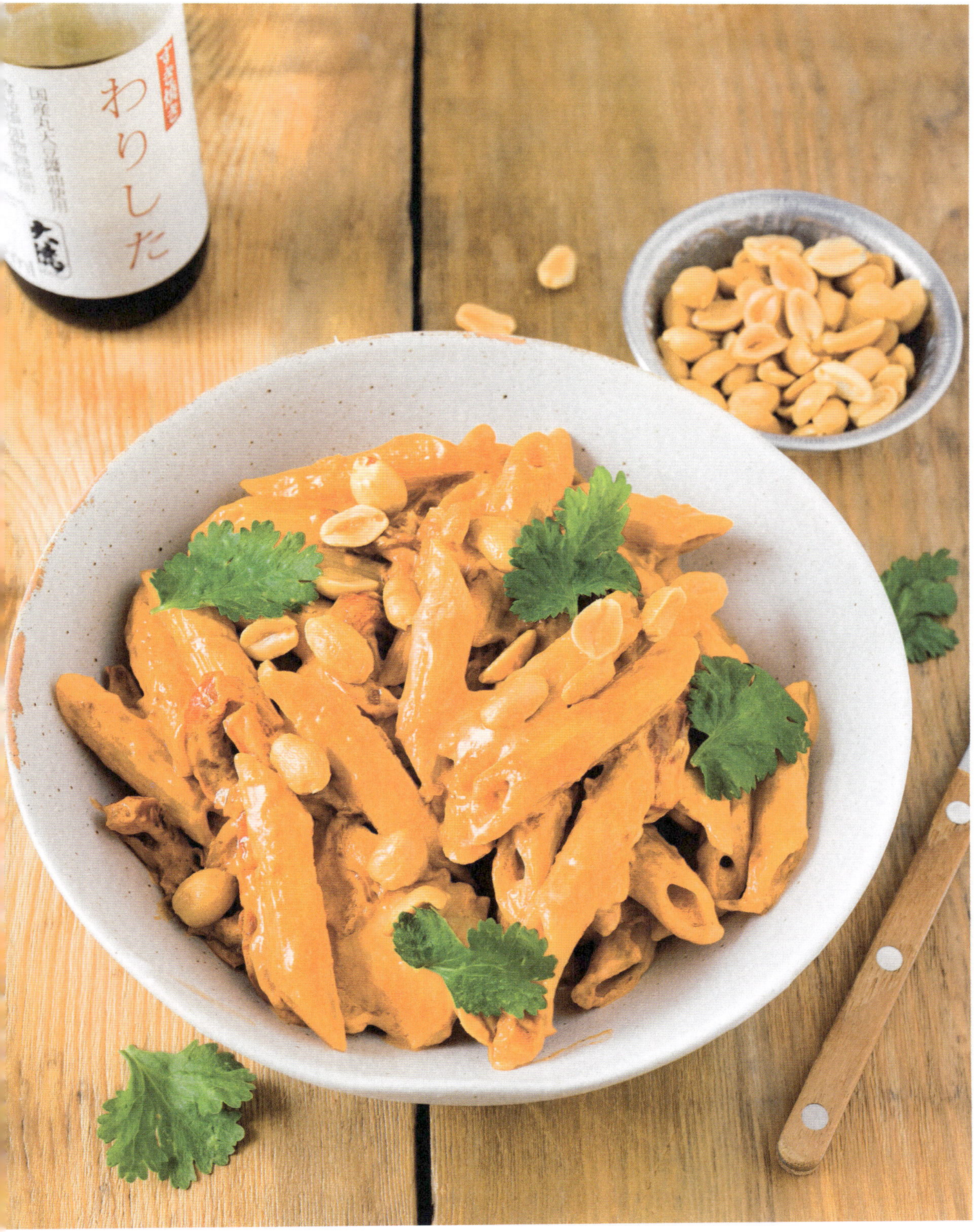
わりした

MES CHEATMEALS *À PARTAGER*

Pour les déjeuners en famille du weekend, ou encore pour profiter pleinement d'une soirée entre amies, voici quelques idées de cheatmeals qui mettront tout le monde d'accord !

PIZZA BOLOGNAISE *À PARTAGER*

4 personnes

Préparation – **15 min**

Cuisson – **35 min**

1 carré de beurre
3 de viande hachée fraîche
1 demi-botte de persil haché
1 de coriandre fraîche hachée
1 gousse d'ail hachée
1 de sauce tomate
1 de tomates pelées
1 à soupe de paprika fumé
1 pâte à pizza
3 de gruyère
Sel, poivre

1 Préchauffez le four à 210 °C. Dans une poêle, faites fondre le beurre 2-3 min à feu moyen. Faites revenir ensuite la viande, le persil, la coriandre et l'ail haché sans cesser de remuer, 4 min à feu moyen.

2 Versez la sauce tomate, les tomates, le paprika, sel et poivre, et laissez mijoter le tout 8 min à couvert à feu moyen.

3 Étalez la préparation sur la pâte à pizza, parsemez du gruyère en topping. Enfournez la pizza 15 à 20 min.

GRATIN LARDONS *ET CHEDDAR*

3 personnes

Préparation – **10 min**

Cuisson – **44 min**

2 bols de lait

10 de pommes de terre coupées en morceaux

Persillade

4 de lardons de dinde

3 à soupe de crème épaisse

6 de cheddar râpé

1 Préchauffez le fou à 210 °C. Dans une casserole, faites chauffer le lait pendant 6 min à feu moyen, versez les pommes de terre et laissez-les précuire toujours à feu moyen 8 min avec la persillade.

2 Versez ensuite le tout dans un plat à four creux puis dessus les lardons, la crème, le cheddar râpé.

3 Enfournez 25 à 30 min (selon le gratinage souhaité).

TARTE SAINT-MARCELLIN *SAUCE AU MIEL*

4 personnes

Préparation – **10 min**

Cuisson – **46 min**

3 de tomates cerises

1 à soupe d'huile d'olive

1 à café de miel

½ botte de persille haché

1 pâte brisée

1 à soupe de moutarde au miel

1 saint-marcellin coupé en morceaux

1 Dans une poêle, faites confire les tomates cerises à feu moyen et à couvert pendant 6 min avec l'huile d'olive, le miel et le persil haché.

2 Préchauffez le four à 175 °C. Sur une pâte brisée, étalez la moutarde et le miel, les tomates et le saint-marcellin. Enfournez 35 à 40 min (selon le croustillant recherché).

ESCALOPE MILANAISE
HEALTHY

1 personne

Préparation – **10 min**

Cuisson – **5 min**

1 œuf

1 de chapelure

1 escalope de dinde

1 carré de beurre

3 de coquillettes cuites

1 à soupe de sauce tomate

Basilic en poudre

Sel

1 Dans un bol, fouettez vigoureusement l'œuf et le sel. Dans un autre récipient, versez la chapelure.

2 Passez l'escalope sur toutes ses faces dans l'œuf puis dans la chapelure, plusieurs fois si nécessaire.

3 Dans une poêle chauffée à feu moyen avec le beurre, faites revenir votre viande 5 min de chaque côté.

4 Retirez la viande du feu, puis versez les pâtes dans la poêle. Ajoutez la sauce tomate froide, le basilic et le sel. Disposez avec soin les pâtes ainsi que l'escalope milanaise dans une assiette.

J'accompagne ce plat gourmand d'une belle roquette à volonté nature ou d'un filet de ma fameuse persillade *(voir p. 84).*

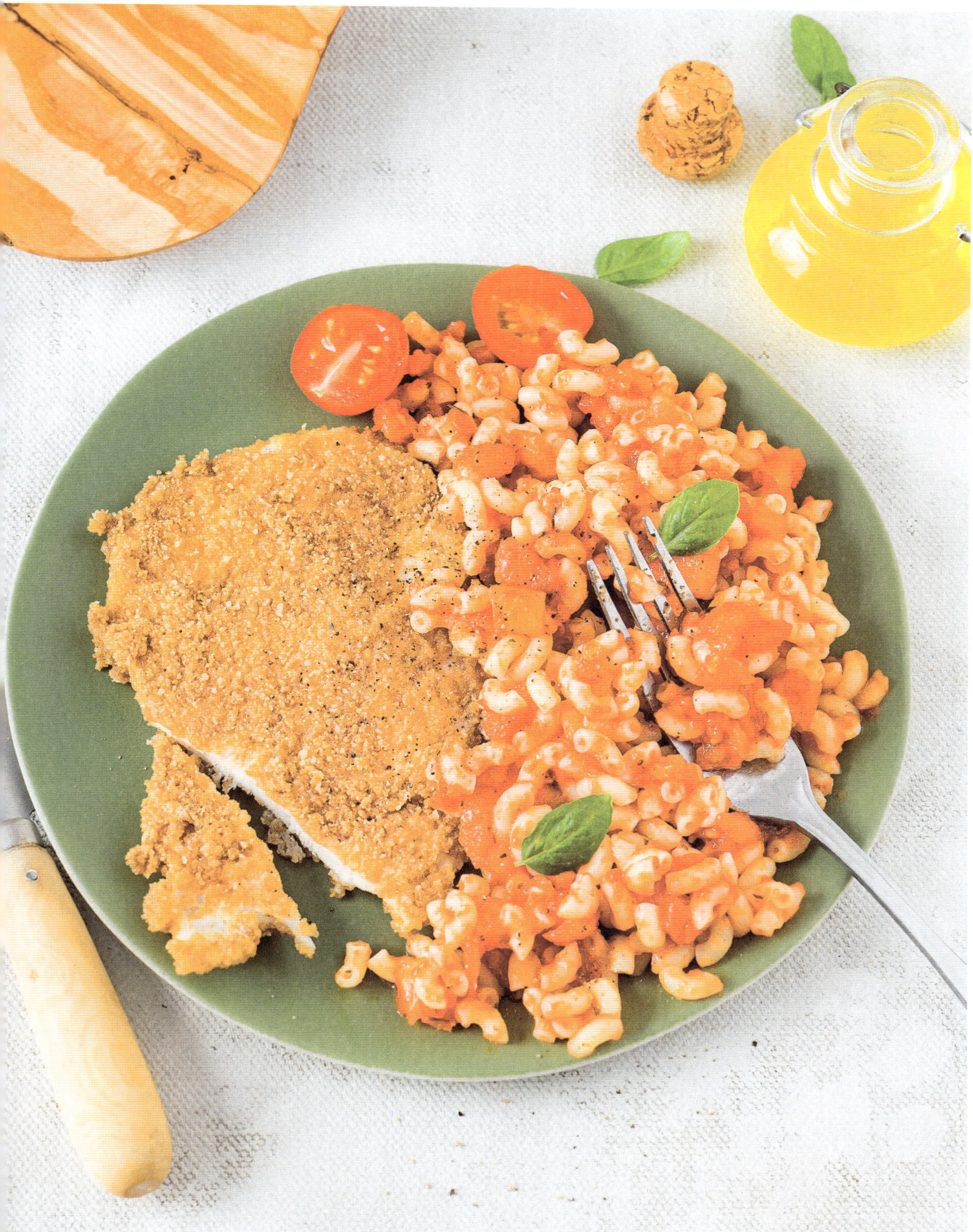

RIZ CREAM DINDE
ET CHAMPIGNONS

1 personne

Préparation – **15 min**

Cuisson – **16 min**

3 de dinde coupée en morceaux

Champignons de Paris émincés à volonté

½ d'eau

1 d'oignons émincés

1 pincée de paprika

1 à café de sauce soja salée

2 à soupe de St Môret®

½ d'eau

3 de riz cuit

1 Dans une poêle froide, faites mijoter la dinde avec l'huile d'olive et le paprika 6 min à feu moyen.

2 Ajoutez les oignons, les champignons, la sauce soja, le St Môret® et l'eau. Laissez mijoter le tout 10 min à feu doux tout en remuant fréquemment.

3 Versez le contenu de la poêle dans une assiette sur le riz. Et dégustez bien chaud !

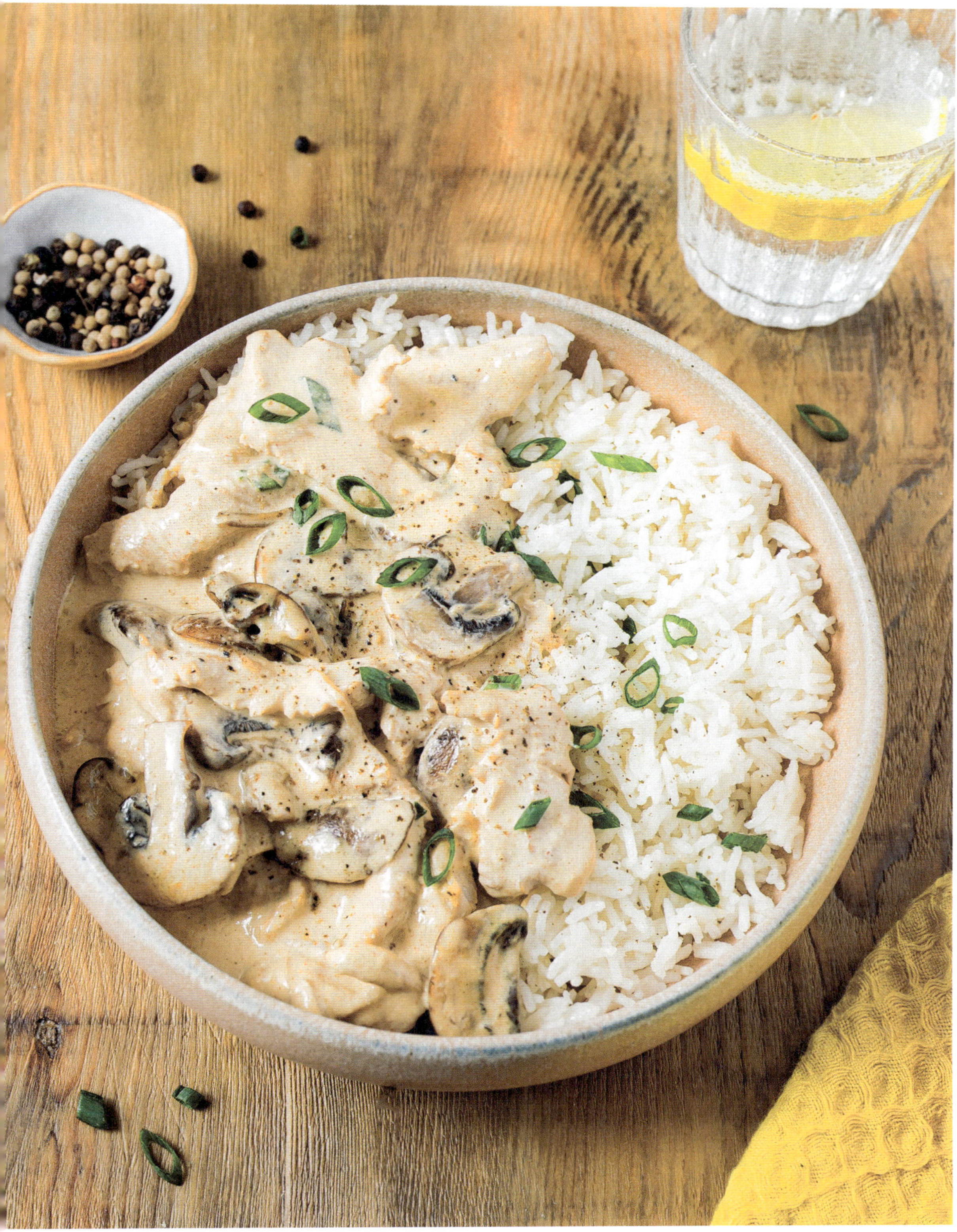

POMMES DE TERRE PERSILLÉES *EN SAUCE*

1 personne

Préparation – **15 min**

Cuisson – **30 min**

3 de pommes de terre coupées en dés

1 de persil haché

3 gousses d'ail hachées

Paprika

1 ½ à soupe d'huile d'olive

1 escalope de poulet en petits morceaux

1 d'oignons

1 à café de moutarde (facultatif)

2 à soupe de St Môret®

Champignons à volonté

½ d'eau

2 pincées de sel

Quand je n'ai pas de hachoir, j'écrase l'ail avec un gros couteau plat et coupe le tout très finement.

1 Dans une casserole froide, laissez mariner le poulet dans l'huile d'olive, le paprika, le sel, les oignons émincés, la moutarde 5 à 10 min.

2 Pendant ce temps, dans un récipient, mélangez l'huile d'olive, le paprika, le sel, le persil et l'ail avec les pommes de terre. Mettez le tout dans une poêle 4 à 5 min à feu vif à couvert.

3 Faites ensuite blanchir la viande 4 à 5 min à feu vif dans une autre poêle. Ajoutez l'eau, le St Môret®, des champignons à volonté, et laissez mijoter 9 min à feu moyen.

4 Découvrez les pommes de terre, puis poursuivez la cuisson pendant 9 à 10 min à feu moyen jusqu'à ce que vous puissiez les couper aisément au couteau.

5 Rassemblez les préparations de poulet et de pommes de terre. C'est prêt. Bon appétit !

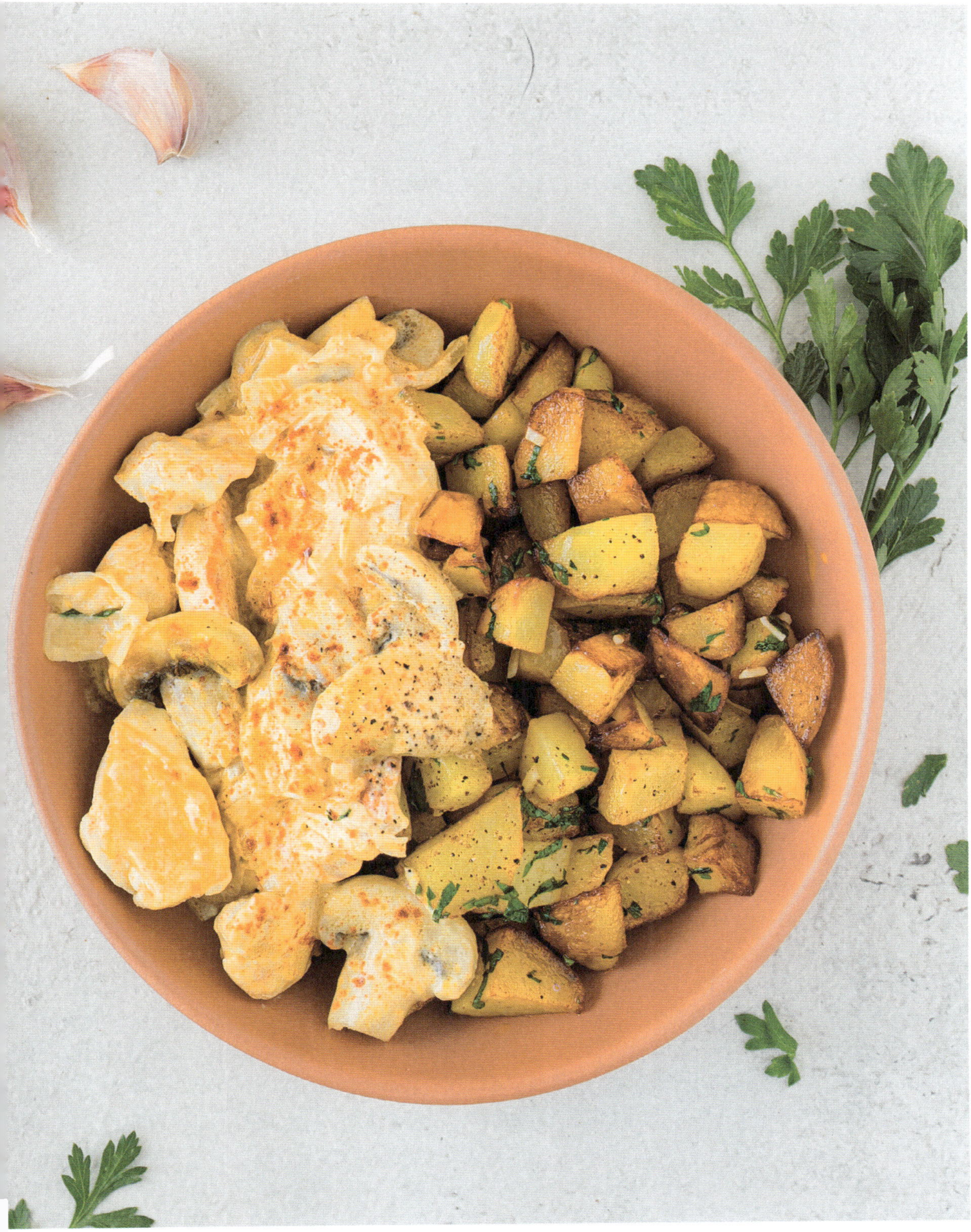

POUTINE HEALTHY *VÉGÉ*

1 personne

Préparation – **5 min**

Cuisson – **33 min**

3 de frites au four surgelées

1 ½ à soupe d'huile d'olive

3 de pois chiches en conserve

3 à soupe de crème de coco

1 de fromage végan râpé

½ d'eau

Paprika fumé

Sel

1 Faites cuire les frites au four selon les indications du paquet.

2 Dans une poêle, faites revenir les pois chiches dans l'huile d'olive pendant 3 min à feu vif sans cesser de remuer.

3 Ajoutez la crème de coco, l'eau, le paprika fumé et le sel. Remuez encore pendant 5 min à feu moyen.

4 Mettez les frites cuites dans un bol moyen et ajoutez par-dessus la garniture et le fromage végan en topping qui fondra sur le plat chaud.

J'aime accompagner cette jolie poutine simple et gourmande d'une belle iceberg croquante !

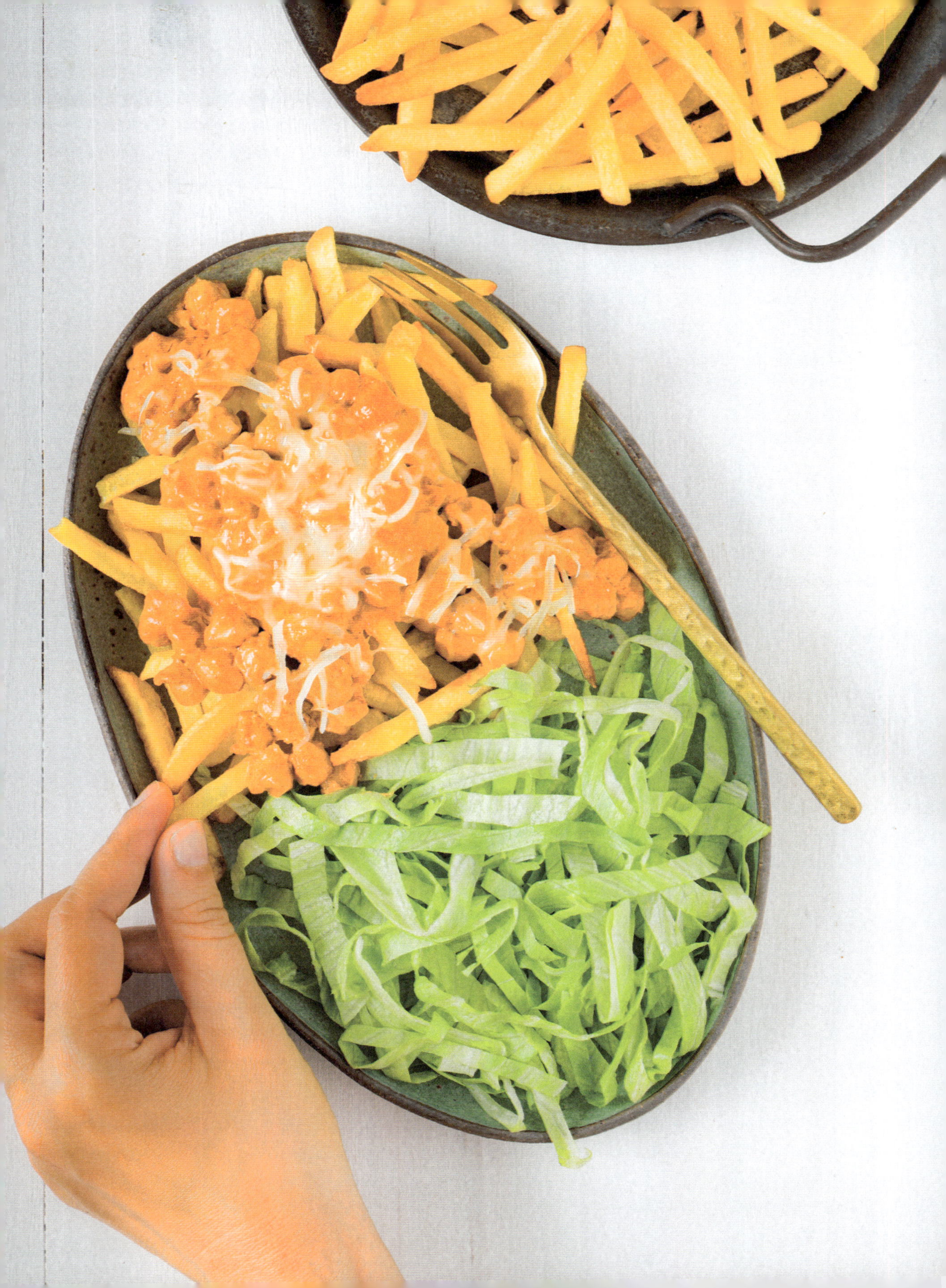

GRATIN
CHEESE

1 personne

Préparation – **5 min**

Cuisson – **6 min**

3 de pâtes cuites

1 à soupe d'huile d'olive

3 de thon en conserve émietté

2 à soupe de sauce tomate

Poivron en lamelles à volonté

1 de mozzarella râpée

Sel, piment

1 Préchauffez le four à 180 °C.
Dans un plat à four, répartissez les pâtes, l'huile d'olive, le thon, la sauce tomate, le poivron puis la mozzarella.

2 Enfournez 6 min.

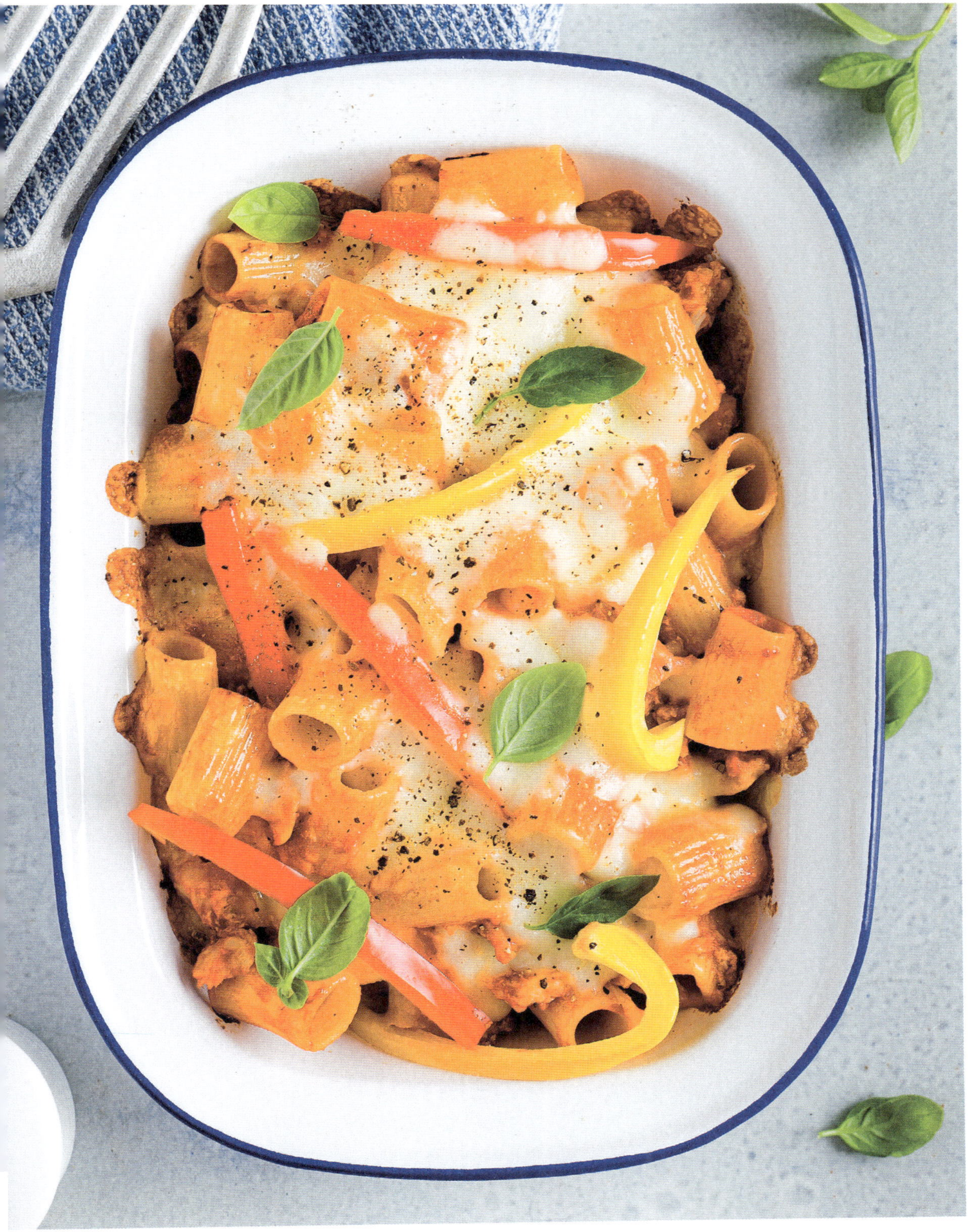

GRATIN DE CANNELLONIS *COURGETTES ET CHÈVRE*

1 personne

Préparation – **20 min**

Cuisson – **33 min**

1 à soupe d'huile d'olive

Courgettes coupées en dés à volonté

3 à soupe de skyr

1 à soupe de crème épaisse 30 %

½ d'eau

1 à café de piment doux

4 ou 5 cannellonis

2 de fromage de chèvre

Basilic

Sel

1 Préchauffez le four à 175 °C. Dans une poêle, faites revenir les courgettes dans l'huile d'olive 7 min à feu moyen. Ajoutez le skyr, la crème, l'eau, le piment doux et le sel. Laissez mijoter 6 min à couvert, toujours à feu moyen.

2 Farcissez ensuite vos cannellonis avec la garniture à l'aide d'une petite cuillère. Placez le tout dans un plat à four et parsemez de fromage de chèvre. Enfournez 15 à 20 min.

Sossopost

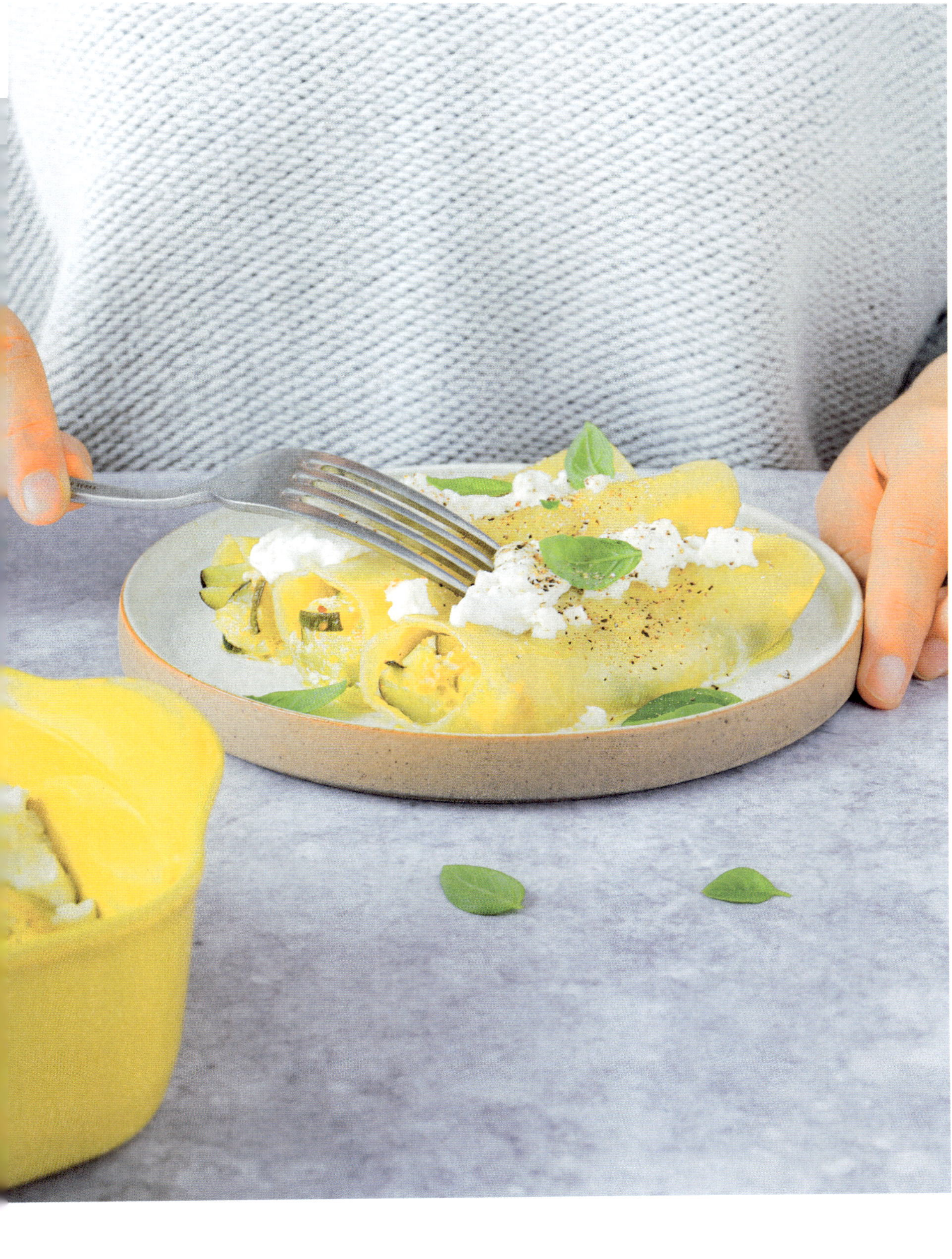

C'EST L'HEURE DU GOÛTER !

BOL CREAM CHOCO-NOISETTES, *FRAISES ET GRAINES DE CHIA*

1 personne

Préparation – **15 min**

Repos – **20 min à 1 nuit**

½ de lait d'amande

2 à soupe de graines de chia

1 à soupe de sirop de fraise zéro calorie

4 à soupe de mascarpone

1 à café de poudre de noisettes

1 de copeaux de chocolat au lait

3 fraises coupées en morceaux

1 Dans un récipient profond, type bocal ou gros verre, tapissez le fond de lait d'amande, de graines de chia et de sirop de fraise.

2 Laissez gonfler les graines de chia au frais pour une belle texture gélifiée toute une nuit, à défaut 20 min.

3 Dans un bol, fouettez le mascarpone avec la poudre de noisettes. Ajoutez cette préparation sur la précédente préparation. Mettez les copeaux de chocolat et les fraises. C'est prêt !

Vous pouvez aussi utiliser des pépites de chocolat et les mélanger directement au mascarpone pour plus de gourmandise !

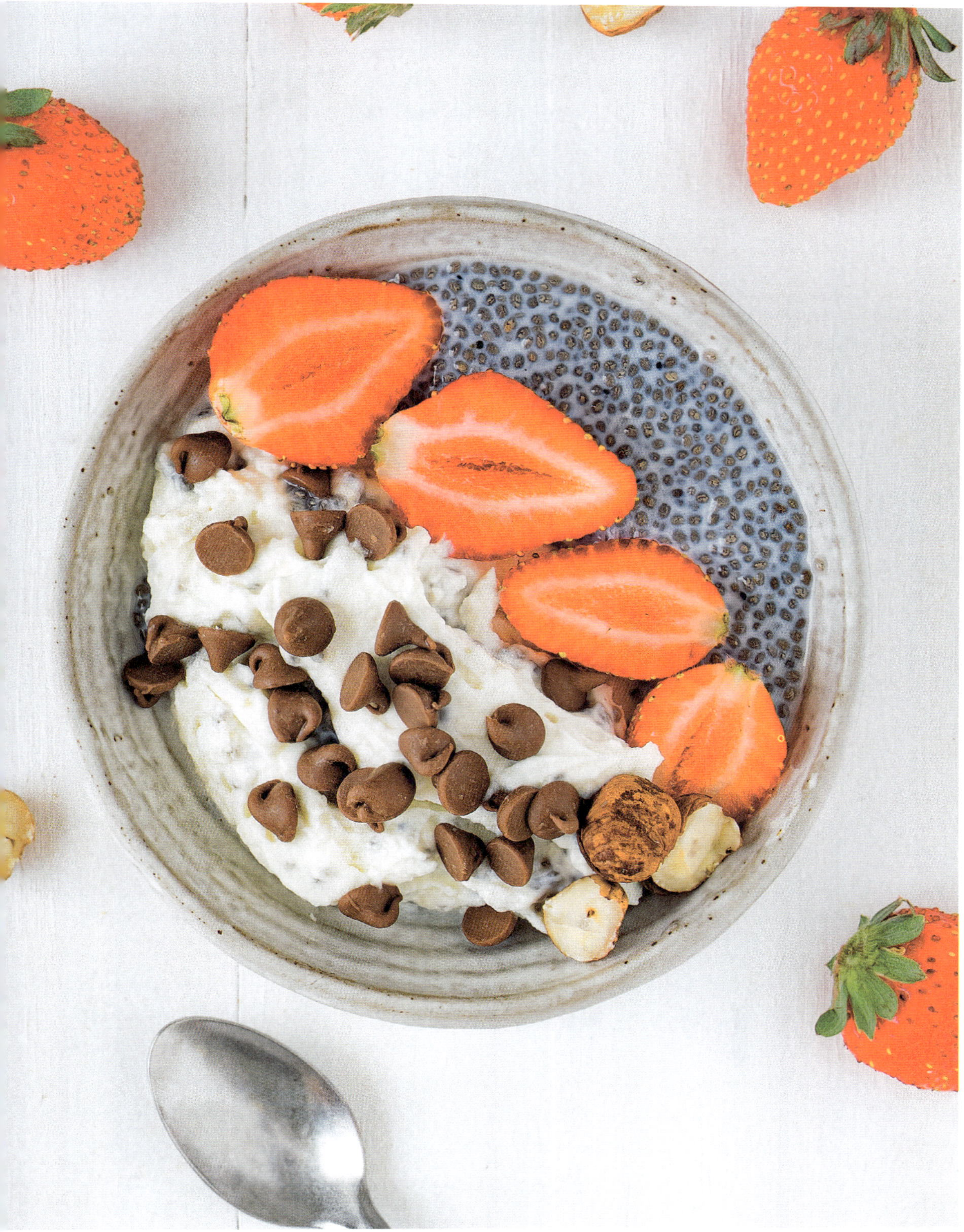

BOL CRUMBLE CREAM ET POMMES *CARAMÉLISÉES*

1 personne

Préparation – **10 min**

Cuisson – **6 min**

1 carré de beurre

2 pommes coupées en dés

1/2 cuillère à soupe de cassonade

4 cuillères à café de miel

1 cuillère à café de jus de citron

3 palets breton écrasés

1 bol de skyr

1 Dans une poêle, faites fondre le beurre 2 min à feu moyen puis ajoutez les pommes, la cassonade, le miel, le jus de citron. Laissez caraméliser à couvert pendant 4 min à feu moyen.

2 Pendant ce temps, dans un bol, mélangez le skyr aux palets bretons. Disposez ensuite par-dessus les pommes caramélisées !

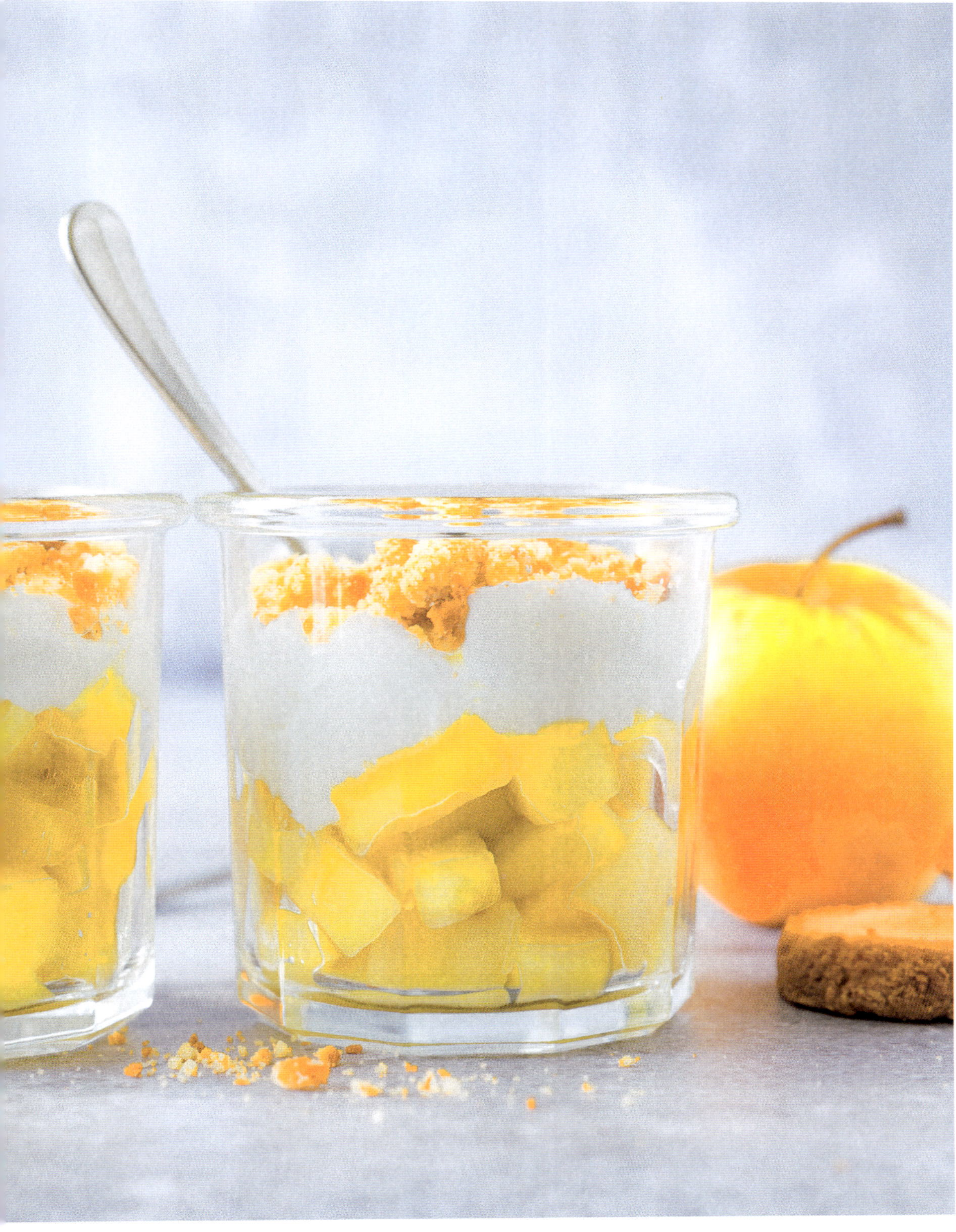

PORRIDGE CHOCOLATÉ *AU SIROP D'ÉRABLE*

1 personne

Préparation – **1 min**

Cuisson – **7 min**

1 d'avoine

1 bol de lait

1 de pépites de chocolat noir

1 à café de sirop d'érable

½ à café d'arôme vanille

1 Dans une casserole, versez l'avoine, le lait, le chocolat, le sirop d'érable et l'arôme vanille. Remuez continuellement 6 à 7 min à feu moyen jusqu'à obtention de la texture souhaitée (plus ou moins consistante).

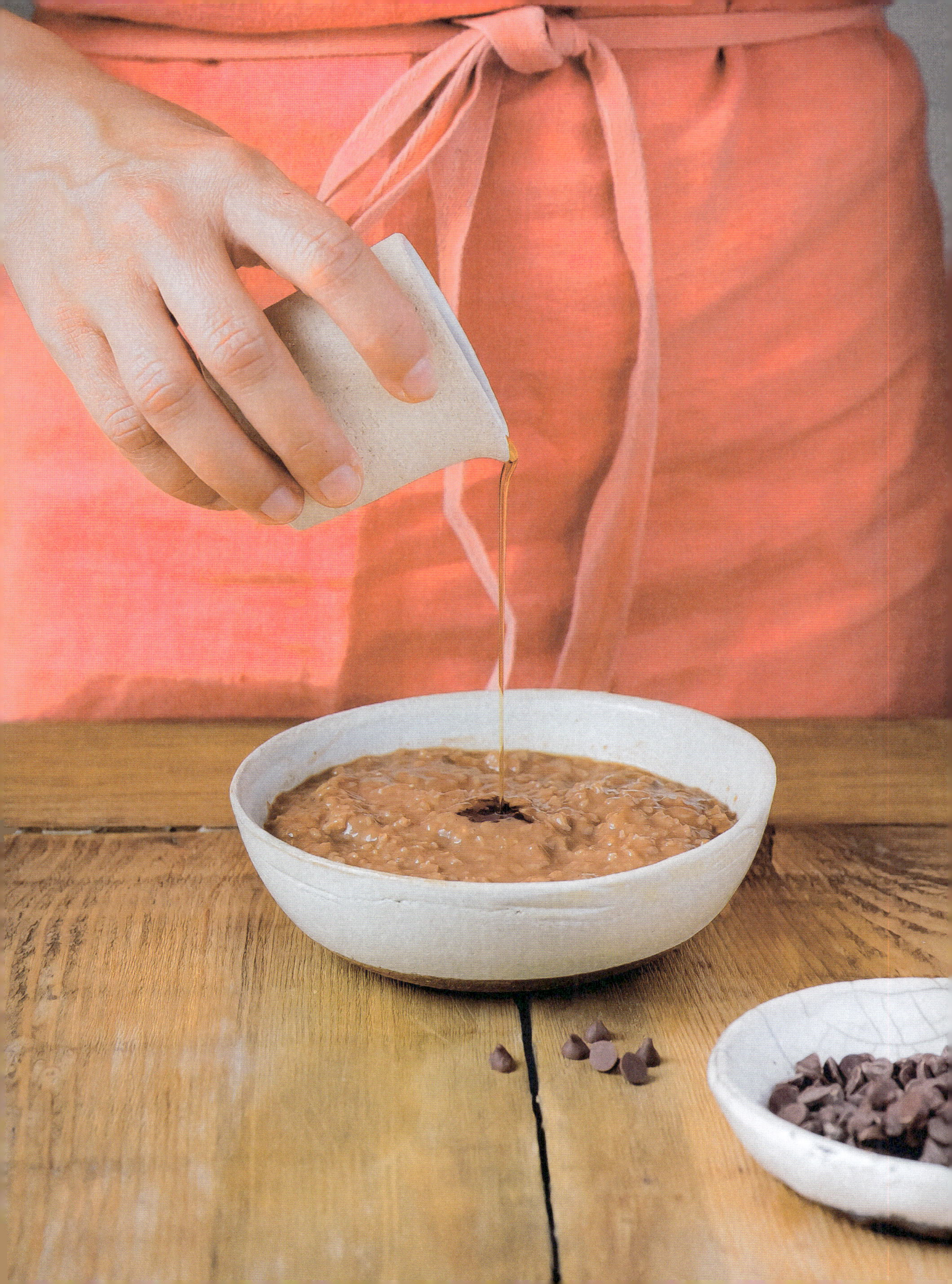

LES ASTUCES ANTI-GRIGNOTAGE *DE SOSSO*

« Manger sur 8 h d'accord… Mais si j'ai un creux le reste de la journée ? » Je vous explique comment trouver équilibre et satiété, sans grignotage !

1. ***Savourez votre smoothie au moment du creux de la journée,*** là où vous auriez normalement foncé sur tous les biscuits et chocolats ! Le smoothie cale et apporte le plein de vitamines. Vous patienterez ainsi jusqu'au repas. Je vous conseille donc de le placer entre le petit déjeuner et le déjeuner, puis entre le déjeuner et le dernier repas : pour moi, à 11 h et à 15 h, sauf exception quand je suis dans le speed et que je décale. Le blender deviendra votre meilleur ami, et votre investissement sera vite rentabilisé ! Aujourd'hui, on trouve des blenders partout, et à petit prix.

2. Un des 9 tips de motivation (voir p. 30) est de ***savourer chacun de vos repas***, pour qu'ils vous procurent un vrai moment de plaisir et de bonheur. C'est aussi un moyen de ne pas grignoter en dehors des repas car vous aurez une sensation de pleine satisfaction, et inconsciemment, vous souhaiterez la retrouver au prochain repas. Manger par faim procure un vrai sentiment de plaisir.

3. ***Hydratez-vous***, avec de l'eau, mais aussi du thé (sans sucre !). Le thé draine et apporte une sensation de satiété. Ça devient un moment de plaisir au fil du temps. Les infusions vous permettront aussi d'alterner avec une autre boisson chaude qui occupera vos sens et limitera la sensation de faim !

4. ***Aérez-vous***, prenez l'air de temps en temps. Sortir, se balader, ne serait-ce que vingt minutes, ouvre l'esprit. La créativité sera un bon moyen de trouver des occupations, des nouveaux projets, etc. Bref, de quoi vous faire vibrer et donner un sens à vos journées.

5. ***Abandonnez-vous à la créativité*** qui sommeille en vous. Vous ne savez pas ce que vous aimez faire ? Voici une petite astuce, toute simple, à laquelle on ne pense pas forcément. Munissez-vous de quoi noter. Demandez à votre famille, à vos collègues, à vos amis, ce qu'ils aiment faire au quotidien, leurs passions. Rien que ça, ça vous inspirera pour ensuite faire le point sur ce qui VOUS plairait ! De nouvelles perspectives s'ouvriront devant vous, auxquelles vous n'auriez peut-être jamais pensé ! Toute la vie est devant vous. Alors testez et re-testez pour trouver ce qui vous fait vibrer. L'occupation est l'une des clés pour ne pas grignoter.

P.-S. De nombreux Youtubeurs et Youtubeuses, dont moi, exposent ses loisirs. Et si vous êtes de nature solitaire, comme moi, c'est un bon moyen pour dénicher des idées !

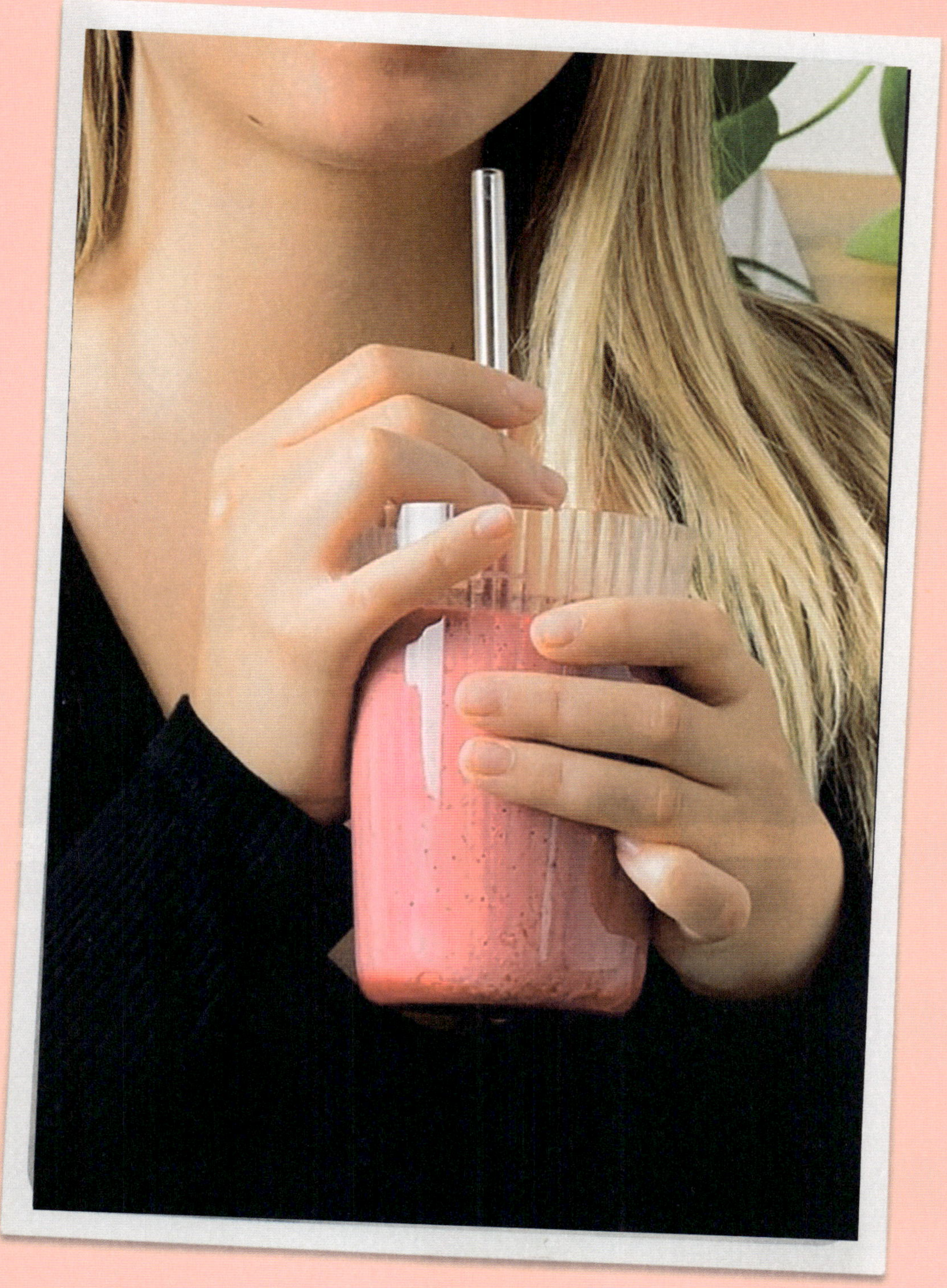

CAKE MINUTE
FRUITS ROUGES

1 personne

Préparation – **4 min**

Cuisson – **1 min**

½ de lait

1 œuf

1 d'avoine

2 à café de sucre zéro calorie

1 de fruits rouges surgelés

1 Dans un blender, mixez le lait, l'œuf, l'avoine, le sucre et versez la mixture dans un bol.

2 Ajoutez les fruits rouges et laissez cuire 1 min au micro-ondes à puissance maximale. Enfin saupoudrez le tout de sucre.

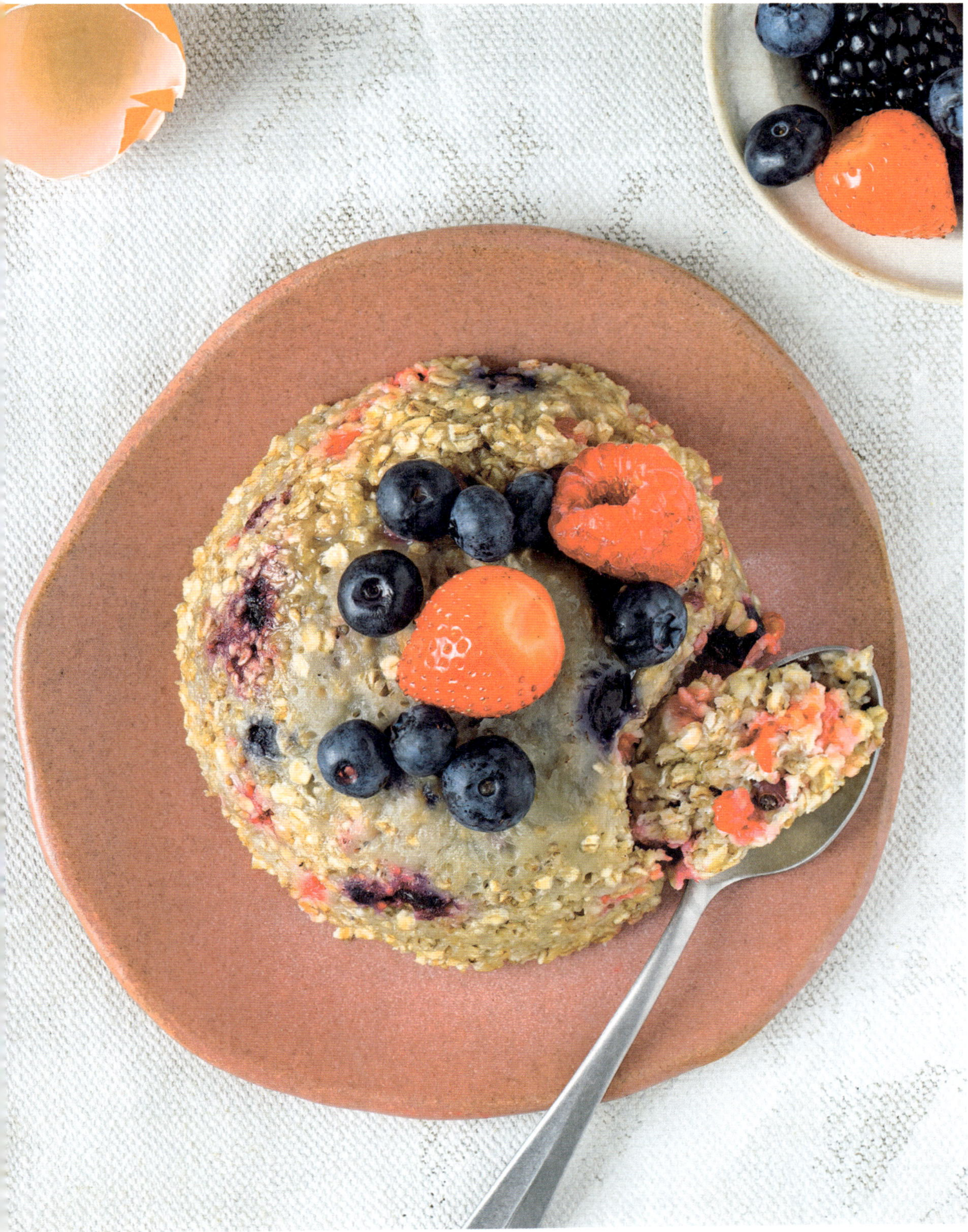

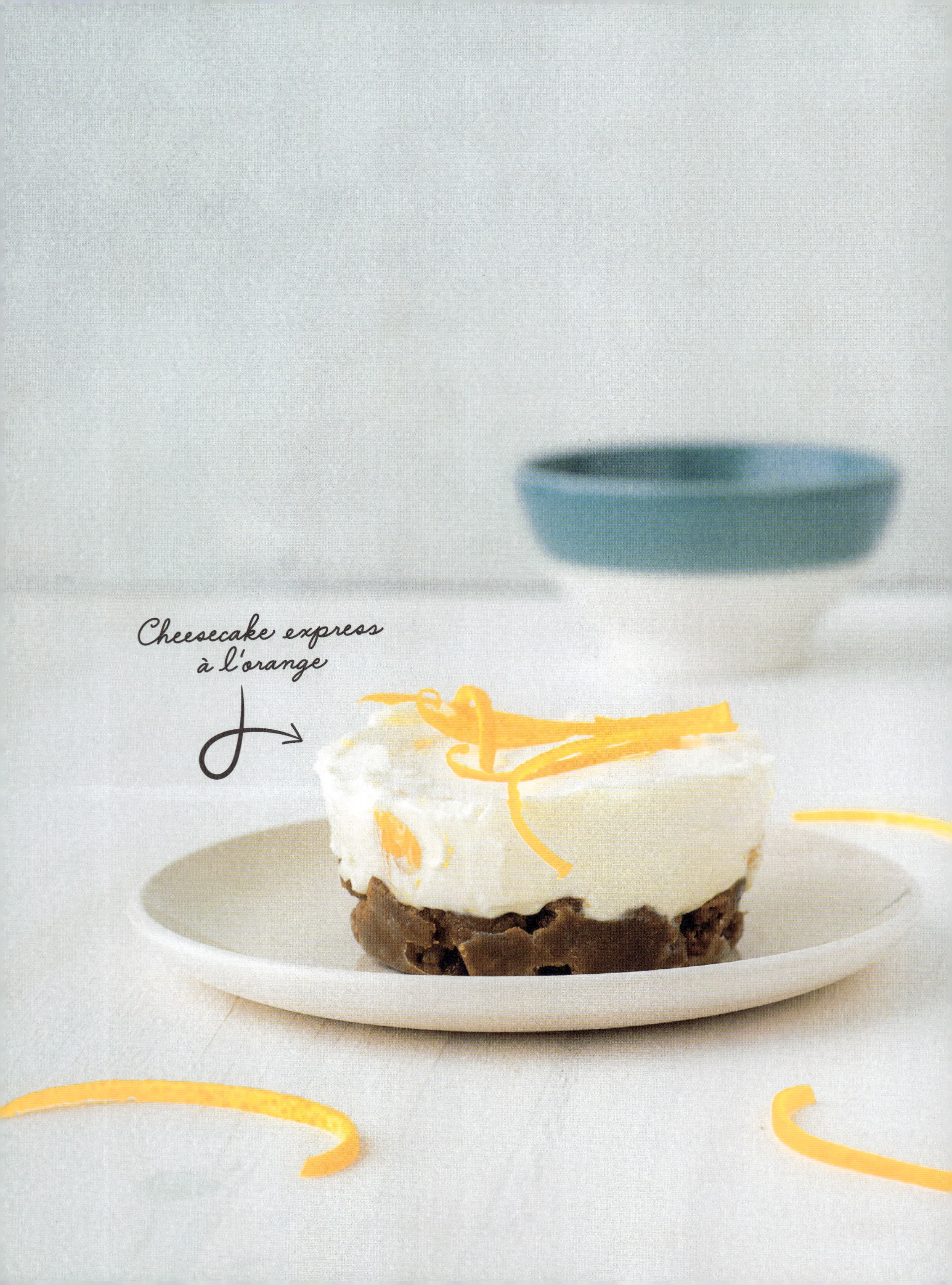
Cheesecake express
à l'orange

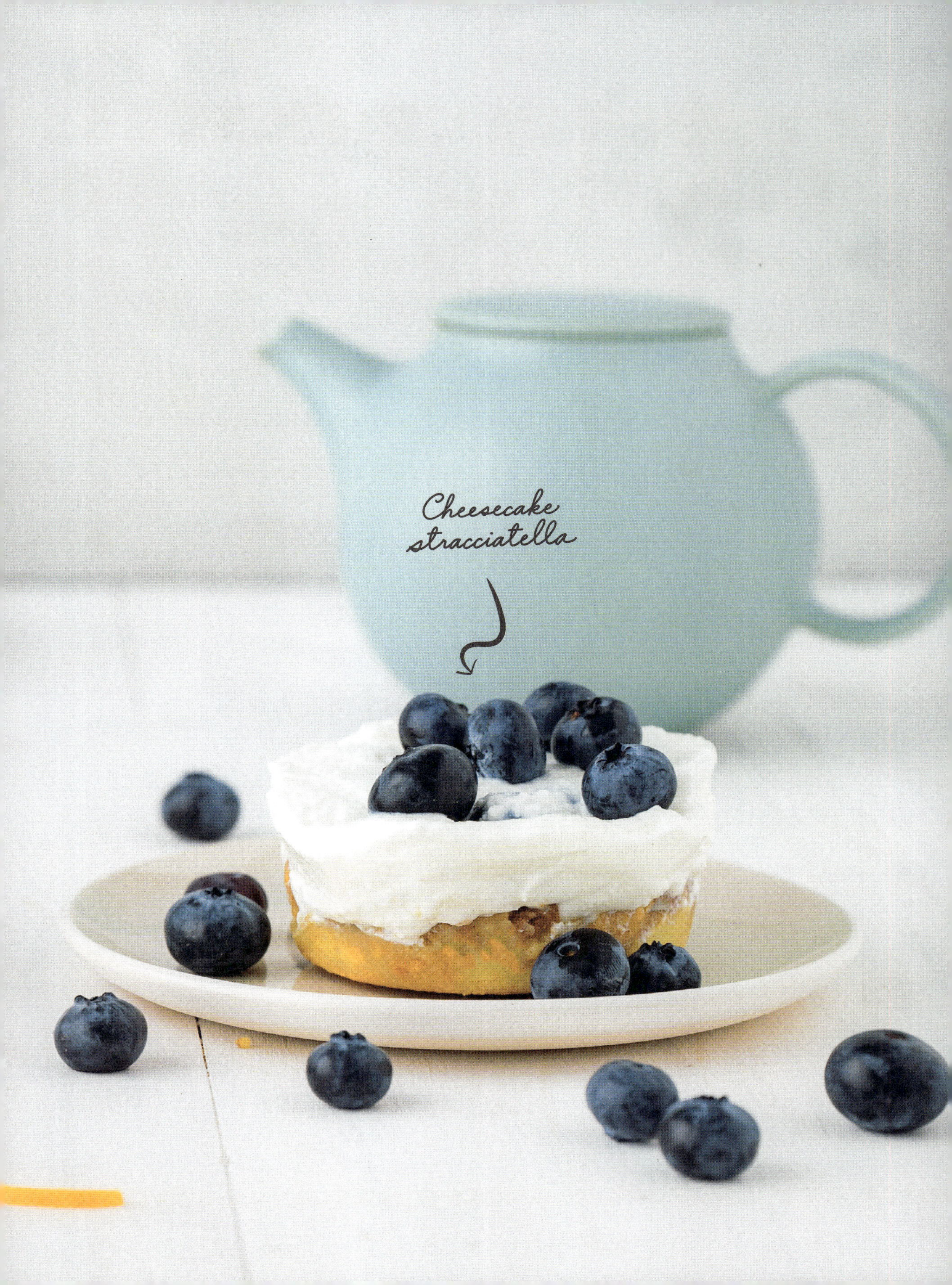
Cheesecake stracciatella

CHEESECAKE EXPRESS *À L'ORANGE*

1 personne

Préparation – **10 min**

Cuisson – **30 sec**

2 spéculoos

1 carré de beurre

1 à café de crème fraîche semi-épaisse 30 %

4 à soupe de St Môret® allégé en sel

1 à soupe de sucre zéro calorie

1 orange coupée en petits morceaux

1 Faites fondre le beurre 30 à 40 sec au micro-ondes à puissance maximale. Mixez les spéculoos et mélangez-les au beurre. Tapissez le fond d'un récipient avec cette préparation.

2 Dans un bol, mélangez le St Môret®, la crème et le sucrant. Ajoutez à la crème l'orange et remuez.

3 Disposez le cream cheese sur la base spéculoos et le reste des bouts d'orange en topping !

CHEESECAKE *STRACCIATELLA*

1 personne

Préparation – **5 min**

Cuisson – **2 min**

2 biscuits à thé

1 carré de beurre ramolli 10 sec au micro-ondes à 800 W

3 petits-suisses

1 cuillère à café de sucre zéro calorie

1 cuillère à soupe de copeaux de chocolat noir

1 poignée de myrtilles surgelées

1 Dans un récipient, écrasez les biscuits, puis ajoutez le beurre. Mélangez bien les deux ingrédients et tapissez-en le fond d'un bol.

2 Dans un autre récipient, mélangez les petits-suisses et le sucre aux copeaux de chocolat noir. Ajoutez par-dessus les biscuits écrasés.

3 Faites fondre les myrtilles 1 min 30 au micro-ondes à pleine puissance jusqu'à obtenir un coulis que vous verserez en topping sur le tout.

TIRAMISU MOUSSE CHOCOLAT *ET BEURRE DE SPÉCULOOS*

4 personnes

Préparation – **15 min**

Cuisson – **3 min**

Repos – **2 h**

200 g de chocolat noir

5 œufs

1 spéculoos

1 à soupe de purée d'amandes

1 à soupe de sucre

3 petits-suisses

1 pincée de sel

1 à café de sucre vanillé

1 Faites fondre le chocolat au bain-marie jusqu'à ce qu'il soit tout à fait liquide. Séparez les jaunes des blancs d'œufs. Montez les blancs en neige avec le sel.

2 Dans un récipient, mélangez les jaunes d'œufs, le sucre et le chocolat fondu. Incorporez petit à petit les blancs en neige dans le bol de chocolat. Mélangez délicatement. Laissez reposer la préparation au frais au moins 2 h.

3 Mixez les spéculoos avec la purée d'amandes et tapissez-en le fond d'un verre profond. Ajoutez dessus les petits-suisses mélangés au sucre vanillé, et terminez par 2 c. à soupe de la mousse au chocolat.

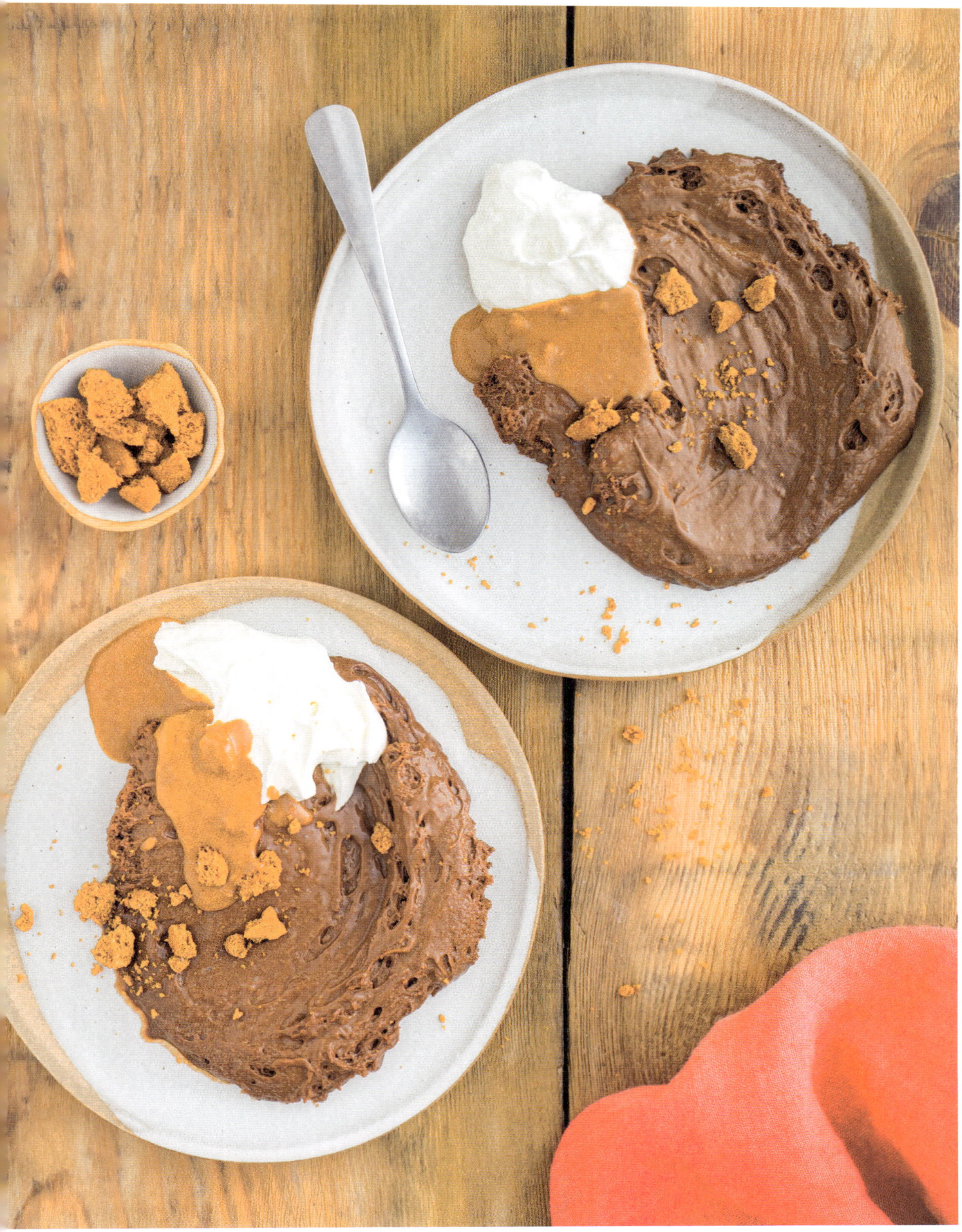

BOWL CAKE CHARLOTTE AUX FRAMBOISES *HEALTHY*

1 personne

Préparation – **5 min**

Cuisson – **2 min**

1 d'avoine

½ de lait d'amande

1 œuf

2 biscuits cuillère en morceaux

1 de framboises surgelées

1 à soupe de sucre zéro calorie

1 Dans un bol, mélangez l'avoine, le lait d'amande, l'œuf, les biscuits, les framboises et le sucrant.

2 Faites chauffer le tout 2 min au micro-ondes à puissance maximale.

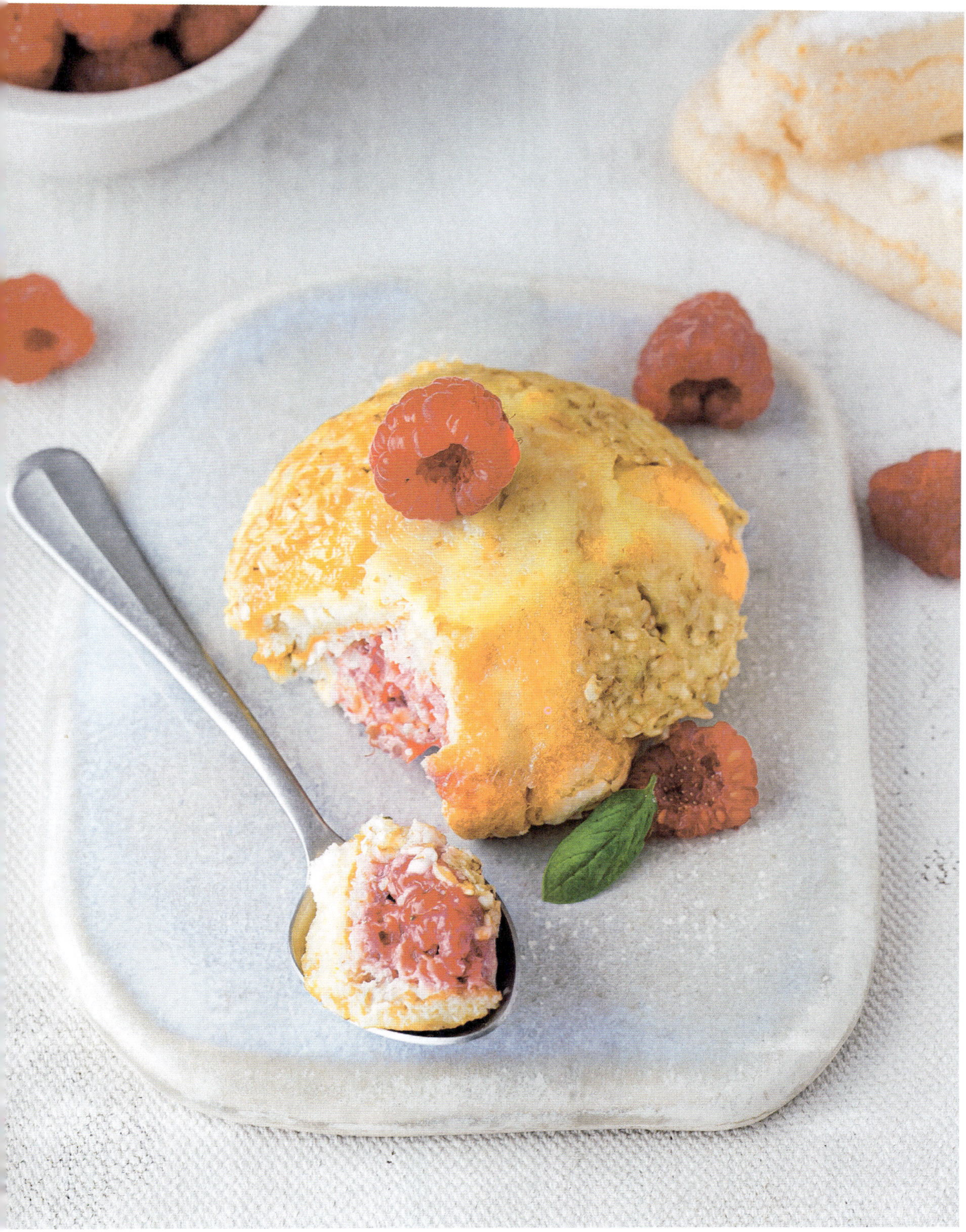

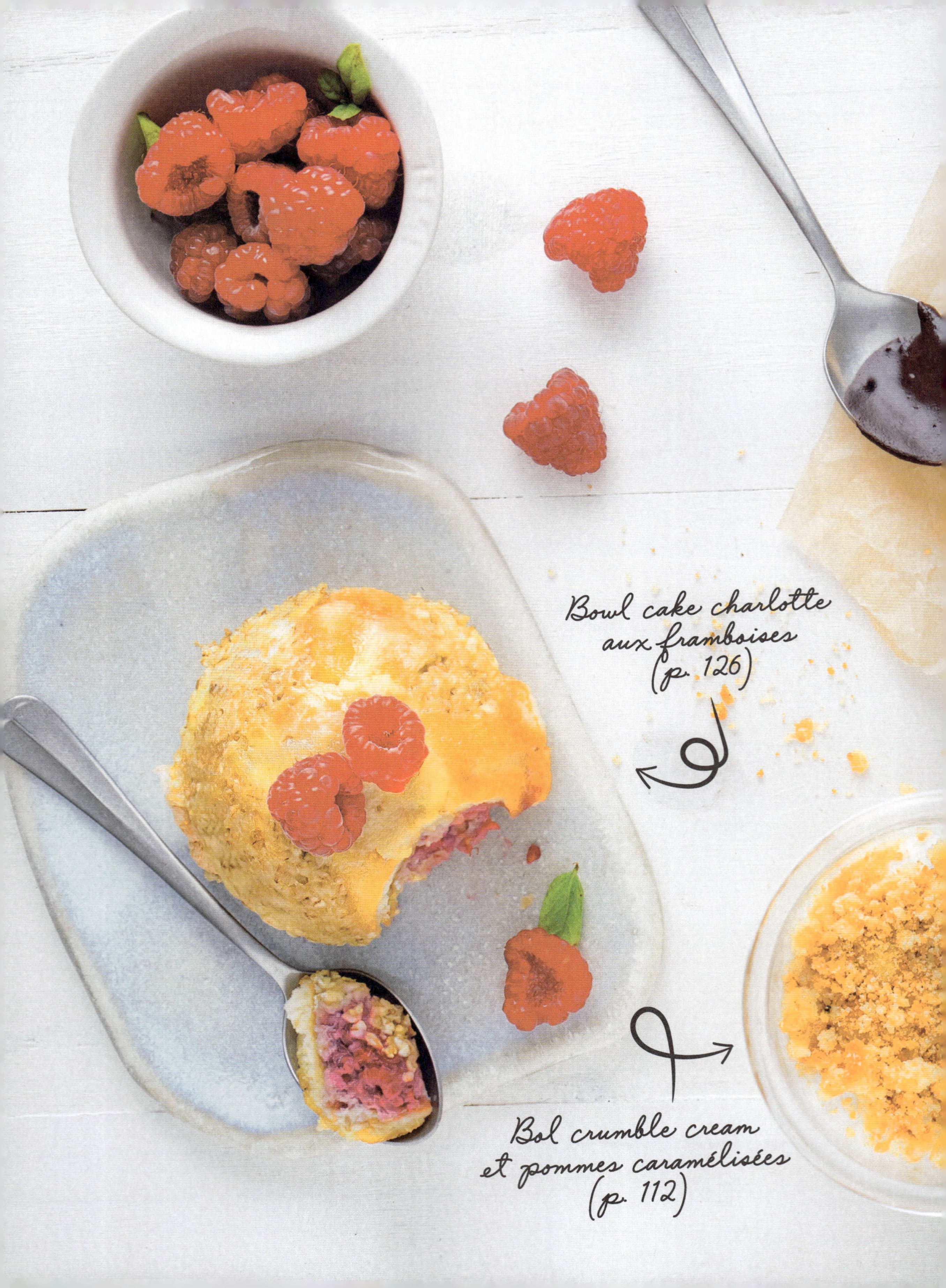
Bowl cake charlotte aux framboises (p. 126)
Bol crumble cream et pommes caramélisées (p. 112)

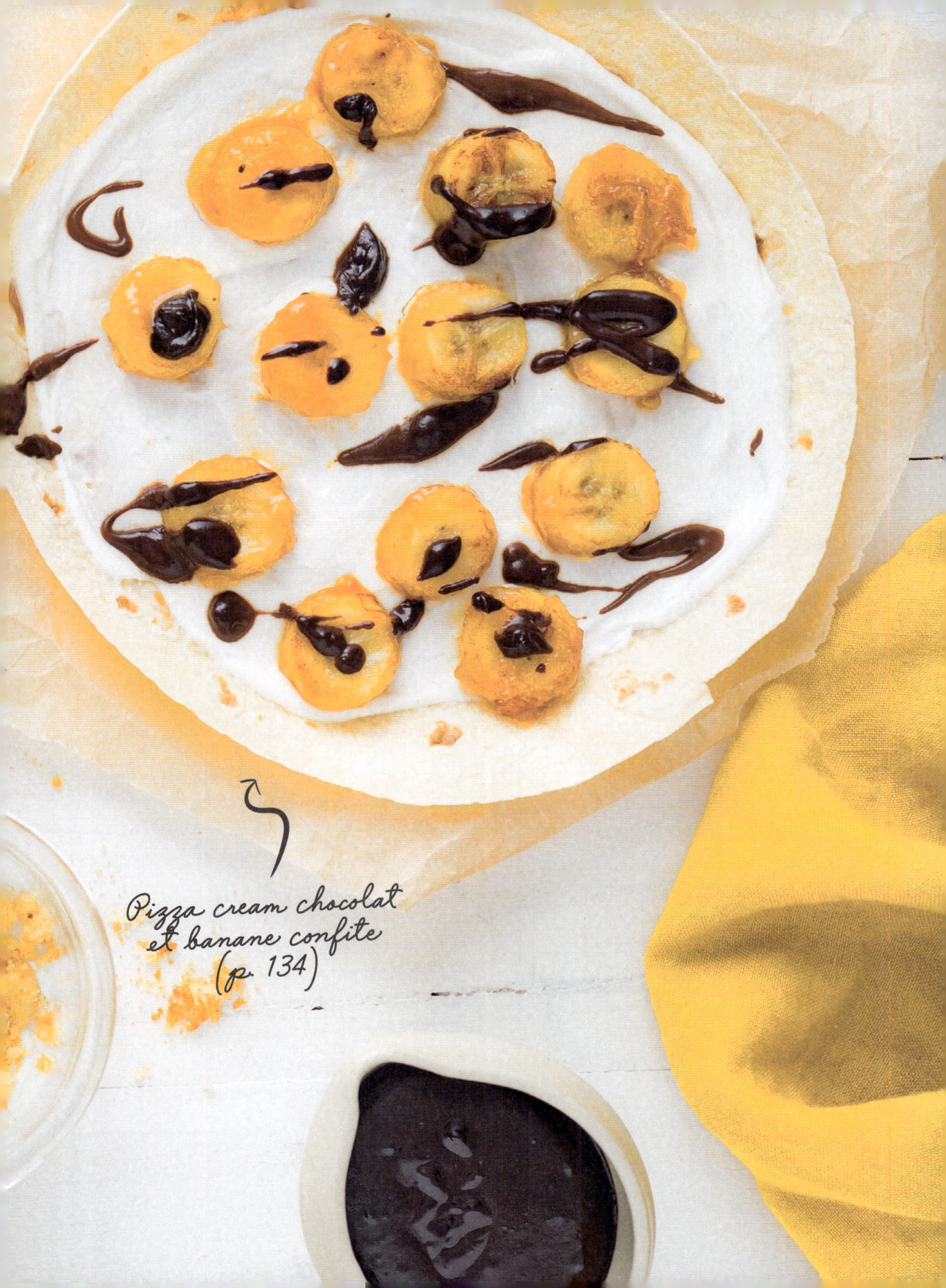

Pizza cream chocolat et banane confite (p. 134)

CRÊPE CREAM CHOCOLAT *PEANUT BUTTER*

1 personne

Préparation – **10 min**

Cuisson – **4 min**

Repos – **20 min**

½ de farine

1 œuf

½ de lait

1 à café de sucre blanc

1 pincée de sel

1 carré de beure

1 à soupe de mascarpone

1 à café de beurre de cacahuète

1 de copeaux de chocolat au lait

1 Faites fondre le beurre 30 à 40 sec au micro-ondes à puissance maximale.

2 Pendant ce temps, battez l'œuf dans un bol, puis dans un autre la farine. Versez ensuite l'œuf battu dans la farine et fouettez vigoureusement tout en versant le lait doucement pour éviter les grumeaux, ajoutez le beurre et le sucrant. Une fois la pâte bien lisse, laissez-la reposer 20 min.

3 Dans une poêle à crêpe chauffée 2 min à feu moyen et légèrement graissée, versez la pâte à l'aide d'une louche. Laissez cuire 1 min de chaque côté. Ajoutez votre topping healthy mascarpone, beurre de cacahuète, copeaux de chocolat. Refermez et dégustez !

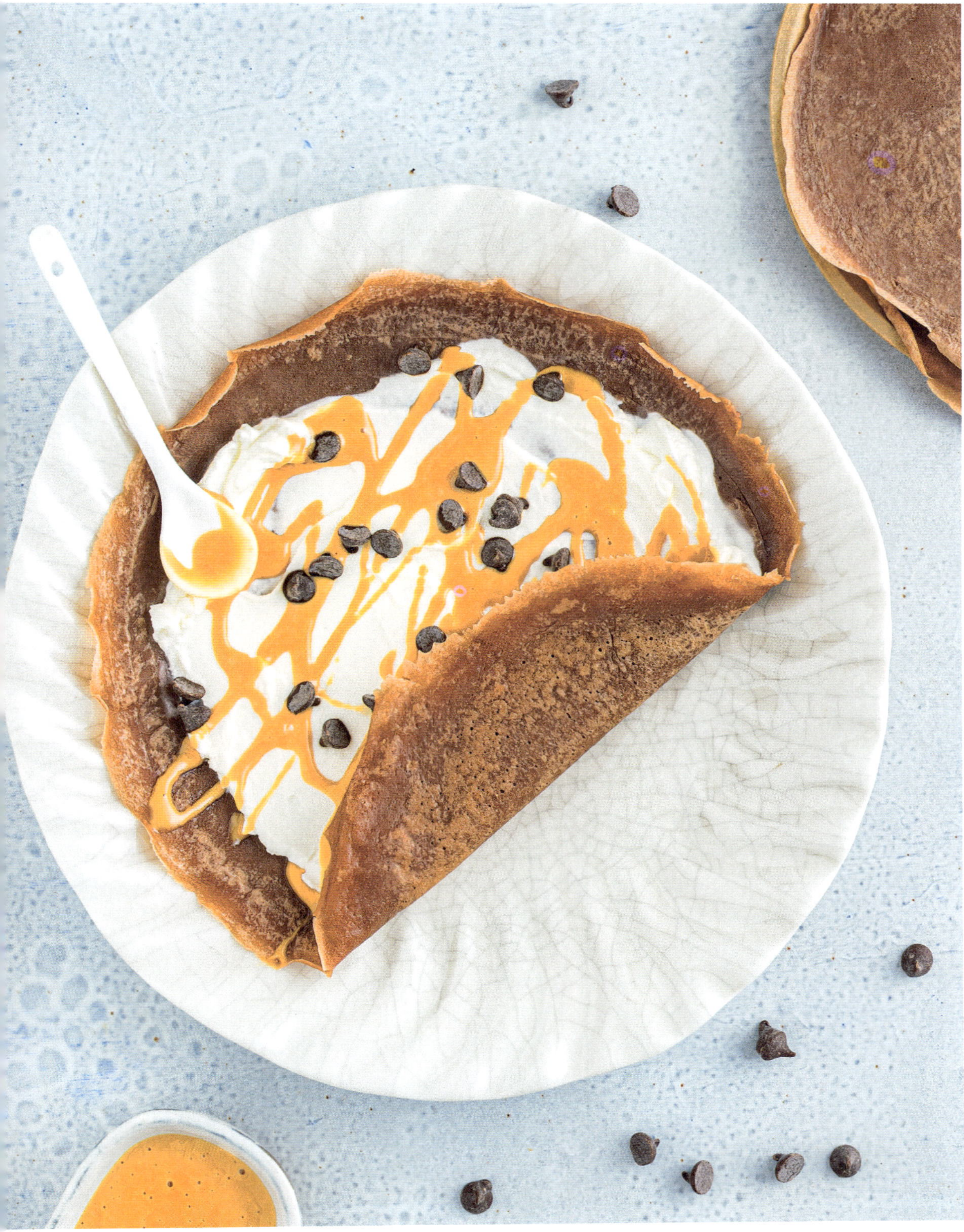

TACOS CREAM CITRONNÉE *KIWIS ET BISCUITS*

1 personne

Préparation – **10 min**

Cuisson – **7 min**

1 carré de beurre

2 kiwis coupés en morceaux

1 à café de jus de citron

1 à soupe de sucre zéro calorie

2 biscuits à thé écrasés

4 petits-suisses

1 Dans une poêle, faites fondre le beurre 2 min à feu moyen. Ajoutez les kiwis, le sucrant et le jus de citron. Laissez confire 5 min à feu moyen à couvert.

2 Pendant ce temps, dans un bol, mélangez les petits-suisses aux biscuits. Enfin ajoutez les kiwis confits en topping.

Je vous conseille cette crème dessert également en garniture pour une crêpe gourmande ou bien un taco sucré !

Sossopost

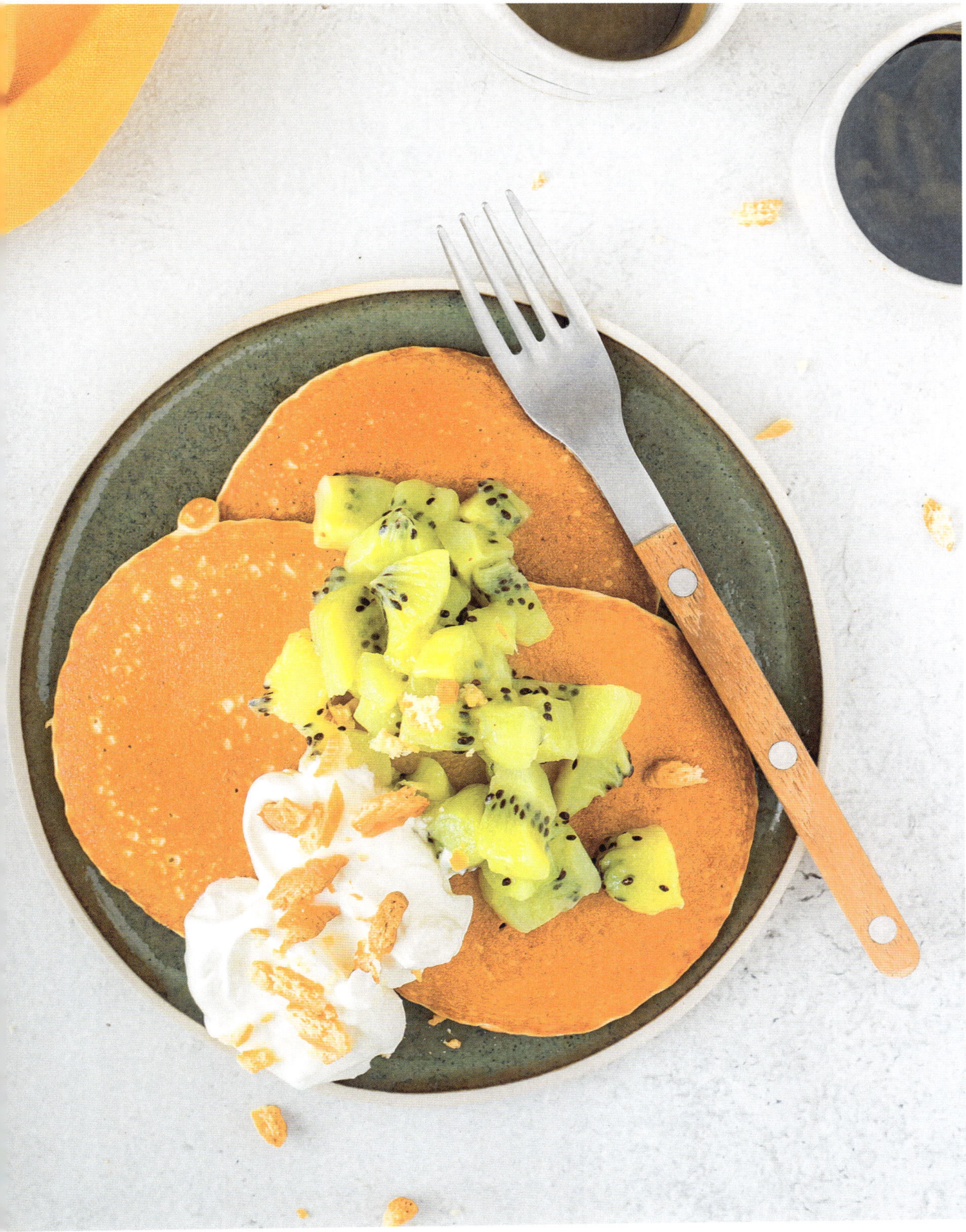

PIZZA CREAM *CHOCOLAT ET BANANE CONFITE*

1 personne

Préparation – **10 min**

Cuisson – **8 min**

1 carré de beurre

1 banane coupée en rondelles

1 à café de sucre roux

1 à café de confiture d'abricots

3 carrés de chocolat noir

3 à soupe de lait

3 à soupe de skyr

1 galette de blé

1 Faites fondre le beurre 2 min à feu moyen puis faites revenir la banane 5 min à feu moyen avec la confiture d'abricots à couvert.

2 Pendant ce temps, faites fondre le chocolat noir avec le lait 1 min 30 au micro-ondes à puissance maximale.

3 Étalez sur la galette le skyr, la banane confite et le filet de chocolat fondu.

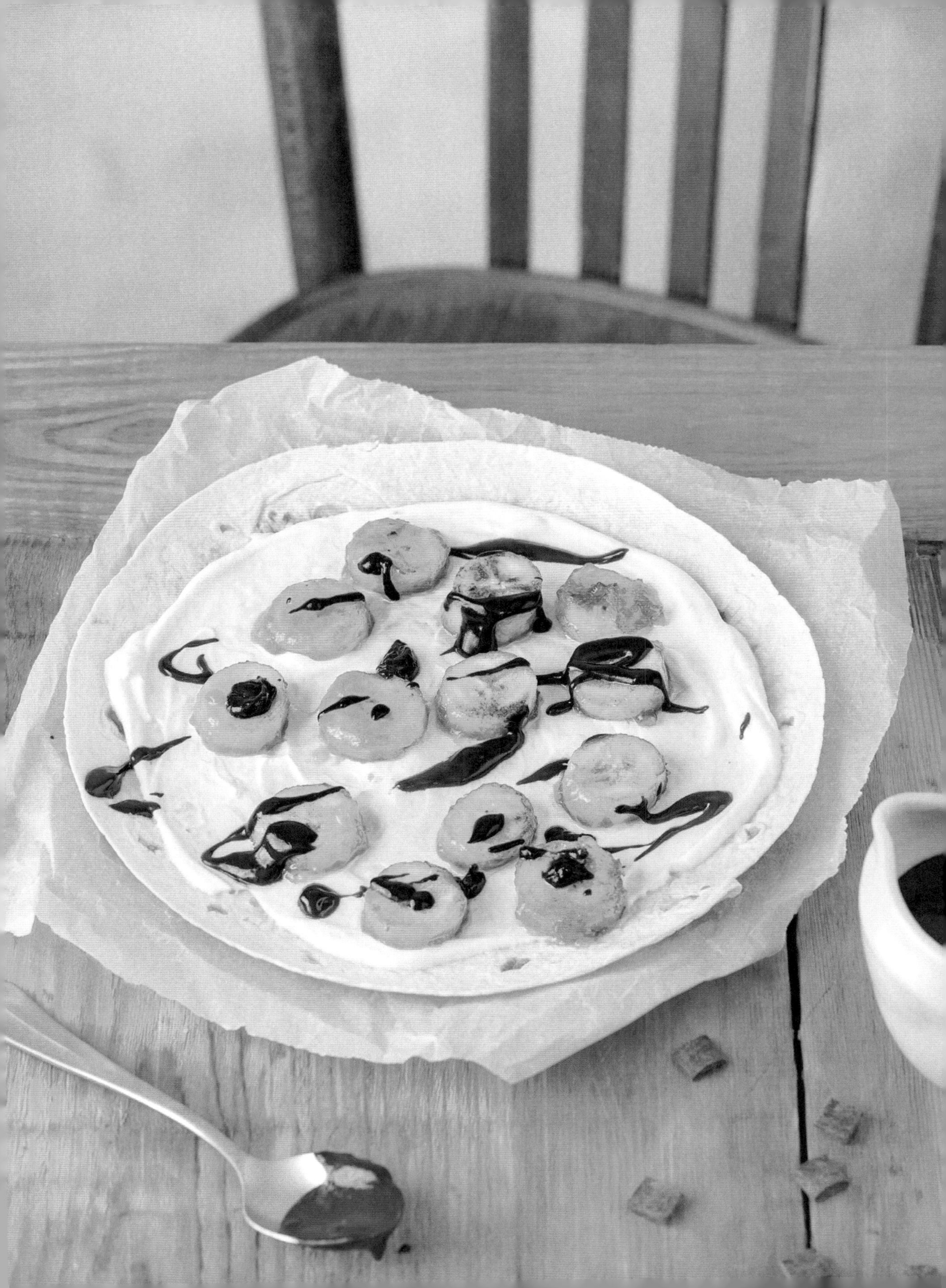

TARTE CHEESE CITRON *EXPRESS*

4 personnes

Préparation – **15 min**

Cuisson – **15 min**

Repos – **20 min**

1 ½ tasse de farine

1 à café de levure chimique

1 œuf

7 à soupe de fromage blanc

½ d'eau tiède

2 bols de skyr

2 à soupe de mascarpone

2 à soupe de jus de citron

6 à soupe de sucre zéro calorie

1 à soupe de sucre glace

1 à café d'arôme vanille

1 Préchauffez le four à 170 °C. Dans un grand bol, mélangez la farine, la levure, l'œuf, le fromage blanc puis l'eau tiède tout doucement pour avoir une jolie pâte homogène (si la pâte est trop humide et, inversement, si elle est trop sèche, ajuster la dose de farine).

2 Étalez la pâte sur un plat à four recouvert d'un papier sulfurisé, puis piquez le fond avec une fourchette. Enfournez la pâte à tarte 15 min.

3 Pendant la cuisson, mélangez le skyr, le mascarpone, le jus de citron, les sucrants et l'arôme vanille.

4 Étalez cette préparation grossièrement sur la pâte. Laissez au frais le temps de vous préparer pour aller travailler et servez-vous une part !

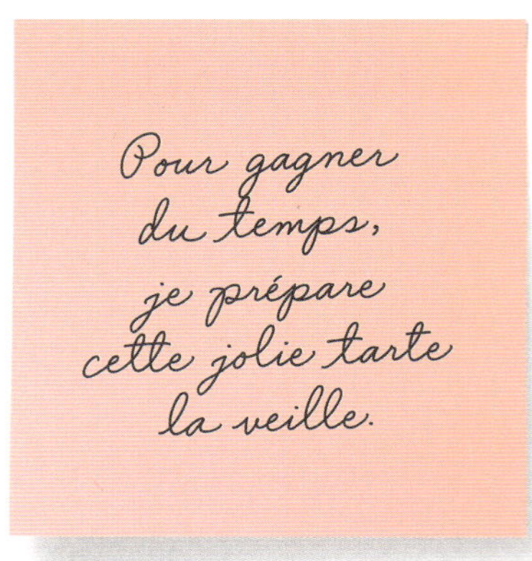

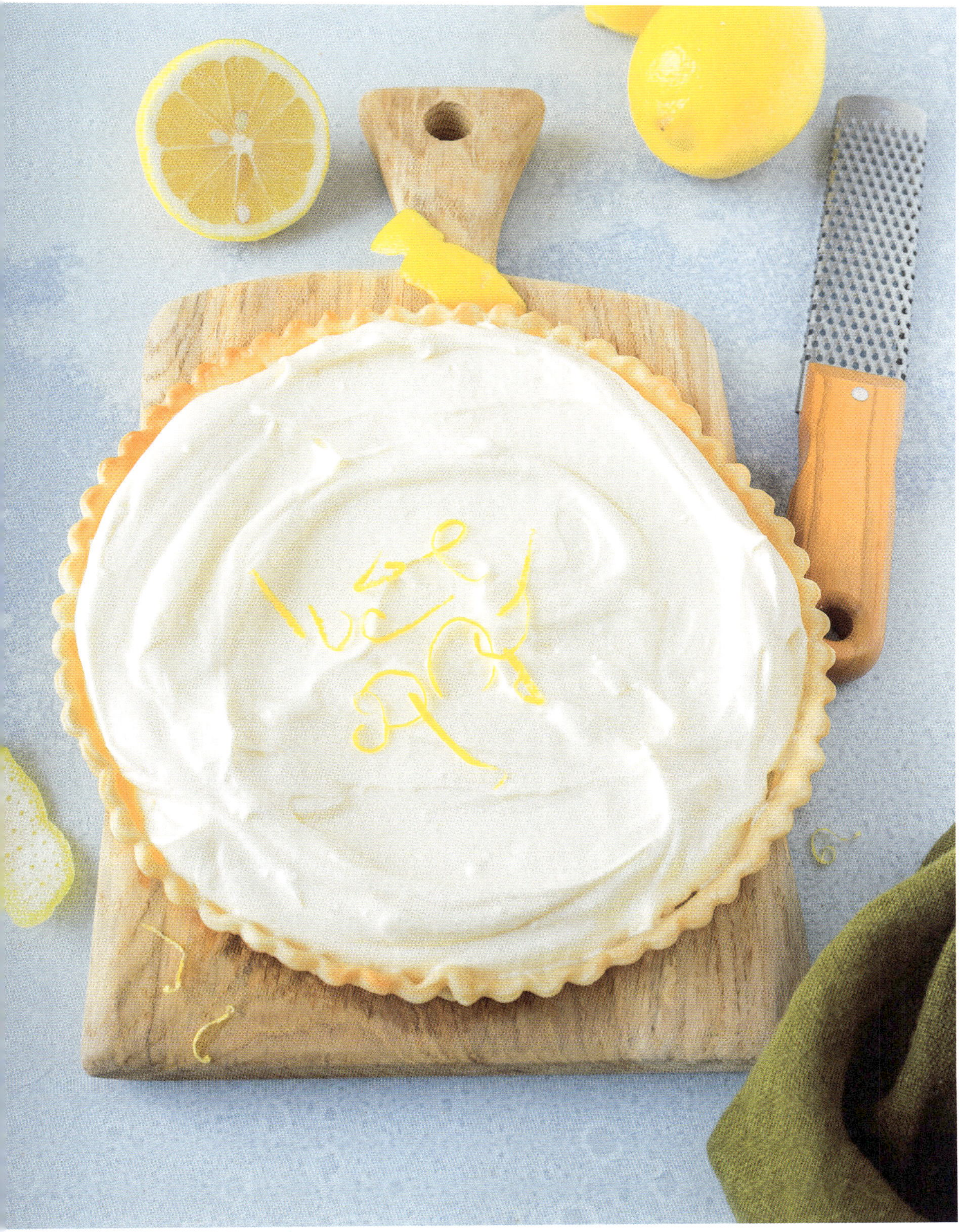

MES CHEATMEALS FAST-FOOD *À LA MAISON*

Vous mourrez d'envie de vous poser devant votre série préférée avec un bon fast-food ? Grâce à ces quelques idées de recettes, intégrez ce plaisir très simplement dans votre routine !

BURRITO GUACAMOLE VÉGÉ *ET SAUCE AIGRE DOUCE*

1 personne

Préparation – **10 min**

Cuisson – **4 min**

1 avocat
½ citron
1 tomate
1 à café d'harissa
1 de coriandre hachée
½ oignon blanc
3 de pois chiches
1 à soupe d'huile d'olive
Paprika
2 de riz blanc cuit
1 à soupe de sauce aigre douce
2 de cheddar râpé
1 galette de blé
Sel

1 Dans un bol, écrasez l'avocat et mélangez-le avec le citron, la tomate, le sel, la harissa, la coriandre et l'oignon blanc.

2 Dans une poêle, faites sauter les pois chiches 4 min à feu moyen dans l'huile d'olive et le paprika. Versez la préparation sur la galette de blé avec le riz, le guacamole, la sauce aigre douce et le cheddar en topping. Refermez le tout en forme de burrito et dégustez !

Astuce : pour les carnivores, vous pouvez ajouter une poignée de viande hachée !

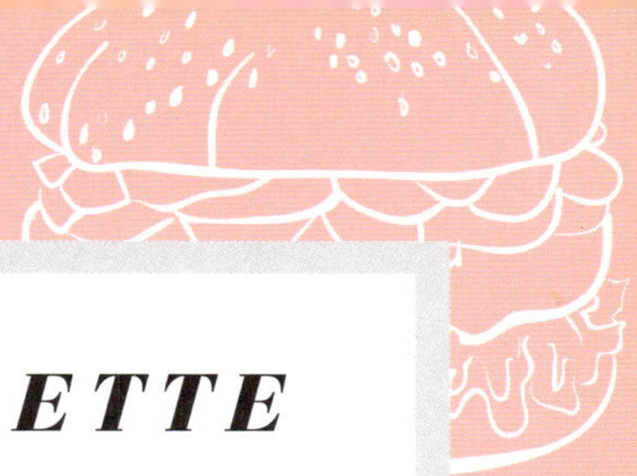

BURGER *BARBECUE RACLETTE*

1 personne

Préparation – **10 min**

Cuisson – **12 min**

1 carré de beurre
3 de viande hachée
1 gros pain à burger
1 à soupe de sauce BBQ
2 tranches de fromage à raclette
1 cornichon émincé
Poivre

1 Préchauffez le four à 220 °C. Dans une poêle, faites fondre le beurre pendant 2 min à feu vif, puis faites-y revenir 3 min sur chaque face un méga steak formé avec la viande.

2 Étalez la sauce BBQ sur le pain à burger, puis ajoutez le steak, du poivre, le fromage à raclette, le cornichon.

3 Enfournez 4 min au four. C'est prêt !

POUTINE *NO HEALTHY*

1 personne

Préparation – **10 min**

Cuisson – **30 min**

4 de frites surgelées
1 oignon blanc émincé
1 à soupe d'huile d'olive
3 de dinde en dés
4 à soupe de crème épaisse
½ d'eau
1 de bleu
1 d'oignons frits

1 Faites cuire les frites surgelées selon l'indication du paquet.
Pendant ce temps, faites dorer l'oignon pendant 4 min à feu moyen. Ajoutez la dinde et poursuivez la cuisson 2 min toujours à feu moyen.

2 Versez ensuite la crème, l'eau et le bleu puis laissez mijoter le tout pendant 3 min à feu moyen tout en remuant.

3 Versez la préparation sur les frites chaudes et les oignons frits en topping.

SNACKING EXPRESS
SALÉ

1 personne

Préparation – **5 min**

Cuisson – **3 min**

1 pain à muffin

½ à soupe de St Morêt®

1 de cornichons

1 tranche de dinde

½ à soupe de fromage râpé

½ à soupe de mozzarella en dés

1 Préchauffez le four à 230 °C. Ouvrez votre pain à muffin et tartinez-le de St Morêt®.

2 Déposez ensuite les cornichons, la tranche de dinde, le fromage râpé et la mozzarella. Refermez puis enfournez 3 min.

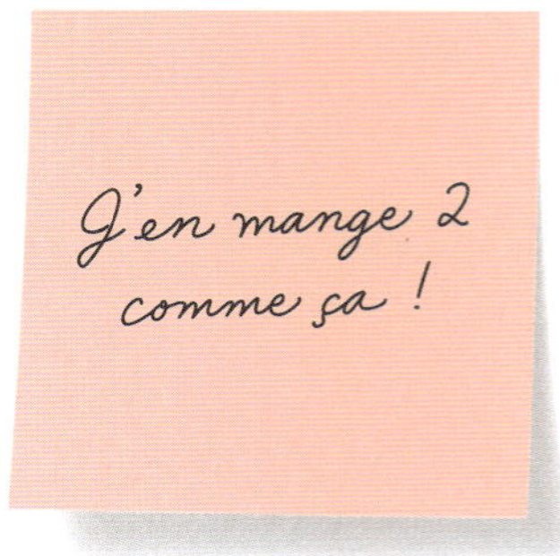

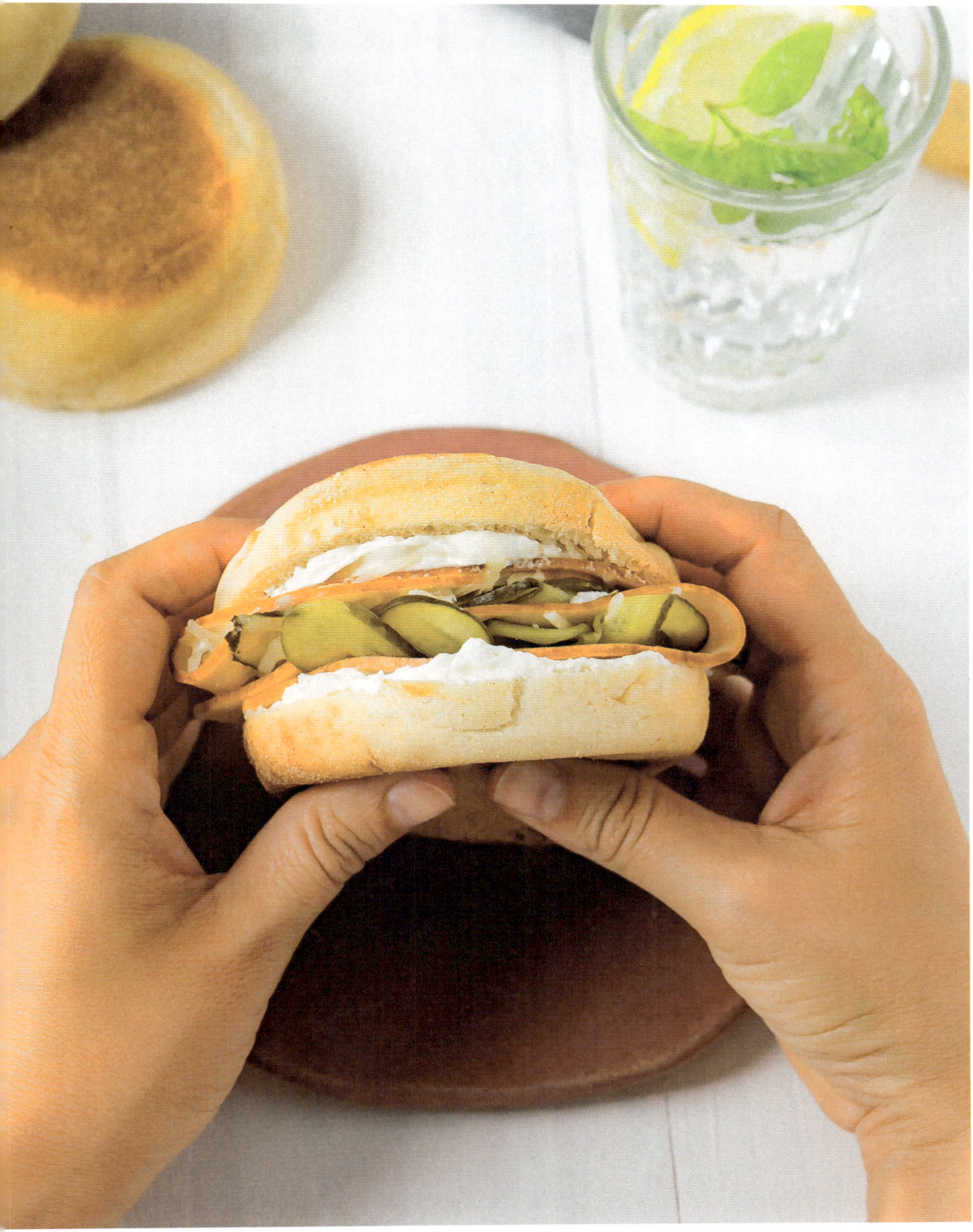

MUFFINS EXPRESS POULET *AUX 3 FROMAGES*

4 muffins

Préparation – **10 min**

Cuisson – **20 min**

1 de poulet

1 de cantal

1 de mimolette

1 d'emmental fondant râpé

1 carotte

1 sachet de levure chimique

180 g de farine de blé

3 œufs

1 à soupe d'huile d'olive

1 à soupe de lait

Basilic

1 à café de sel

1 Préchauffez le four à 180 °C. Dans un bol, mettez le poulet, le cantal, la mimolette, l'emmental et la carotte coupés en petits morceaux.

2 Dans un autre récipient, mélangez la levure et la farine. Faites un puits et ajoutez-y les œufs battus, l'huile d'olive et le lait, puis fouettez le tout.

3 Versez cette préparation dans le bol avec le poulet, mélangez. Ajoutez le basilic et le sel et mélangez à nouveau.

4 Versez la mixture dans un grand moule à muffins ou dans plusieurs petits moules et enfournez 15 à 20 min.

Je m'en sers 2 et conserve les 2 autres pour le lendemain !

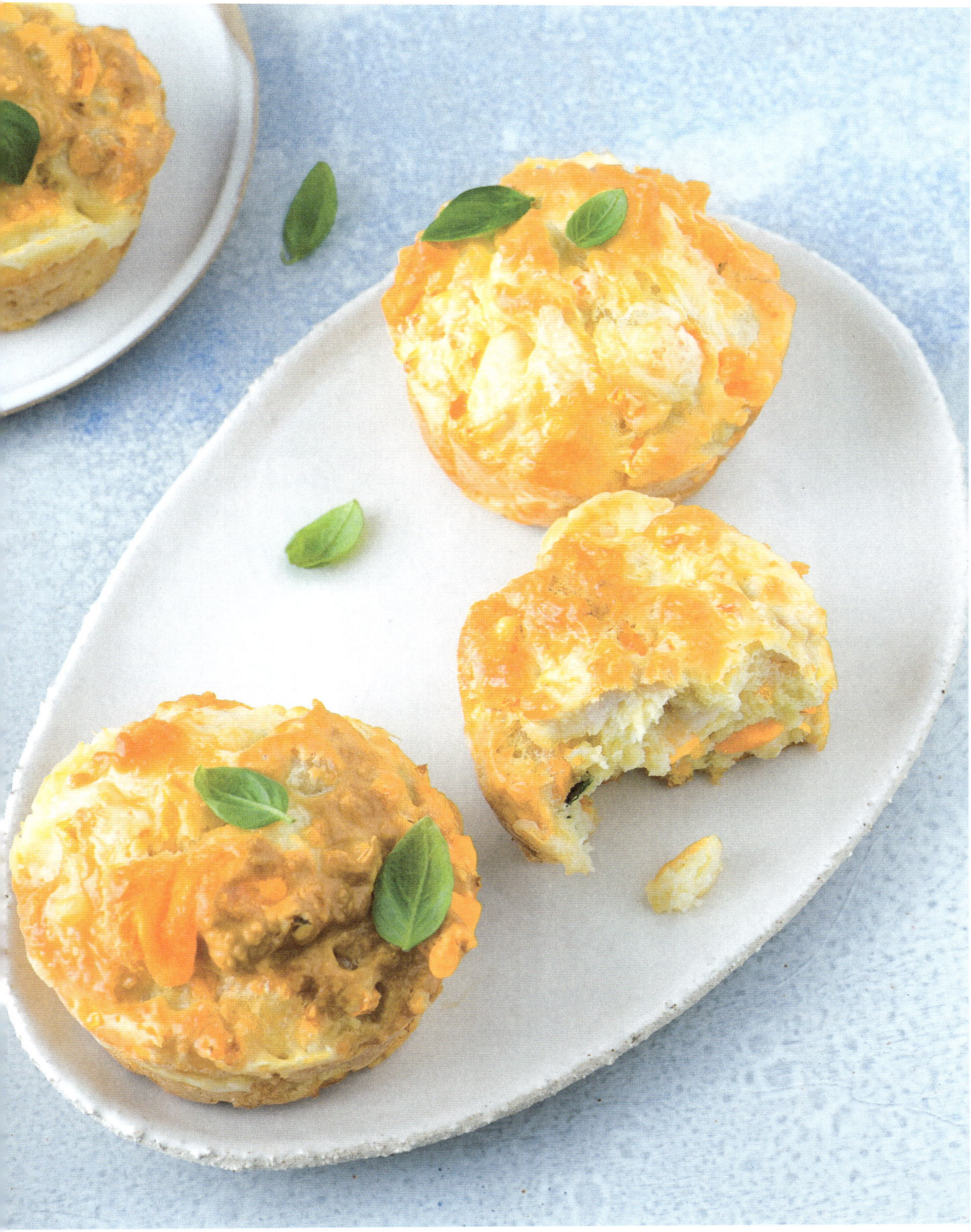

FEUILLETÉ PERSILLÉ *AU FROMAGE*

4 personnes

Préparation – **10 min**

Cuisson – **35 min**

1 pâte feuilletée rectangulaire

3 à soupe de moutarde à l'ancienne

2 tomates coupées en fines tranches

1 à soupe d'huile d'olive

1 poignée de persil haché

1 boîte de thon

4 morceaux de fromage à raclette

1 Préchauffez le four à 170 °C.
Sur la pâte feuilletée, étalez la moutarde, les tomates, ajoutez l'huile d'olive, le persil haché puis le thon émietté.

2 Placez un fromage sur chaque quart de pâte, puis coupez-la en 4 grands carrés et refermez-les. Enfournez 30 à 35 min.

J'aime faire ce feuilleté quand j'ai des invités ! Sinon, je conserve le reste dans une boîte au frais pour le lendemain.

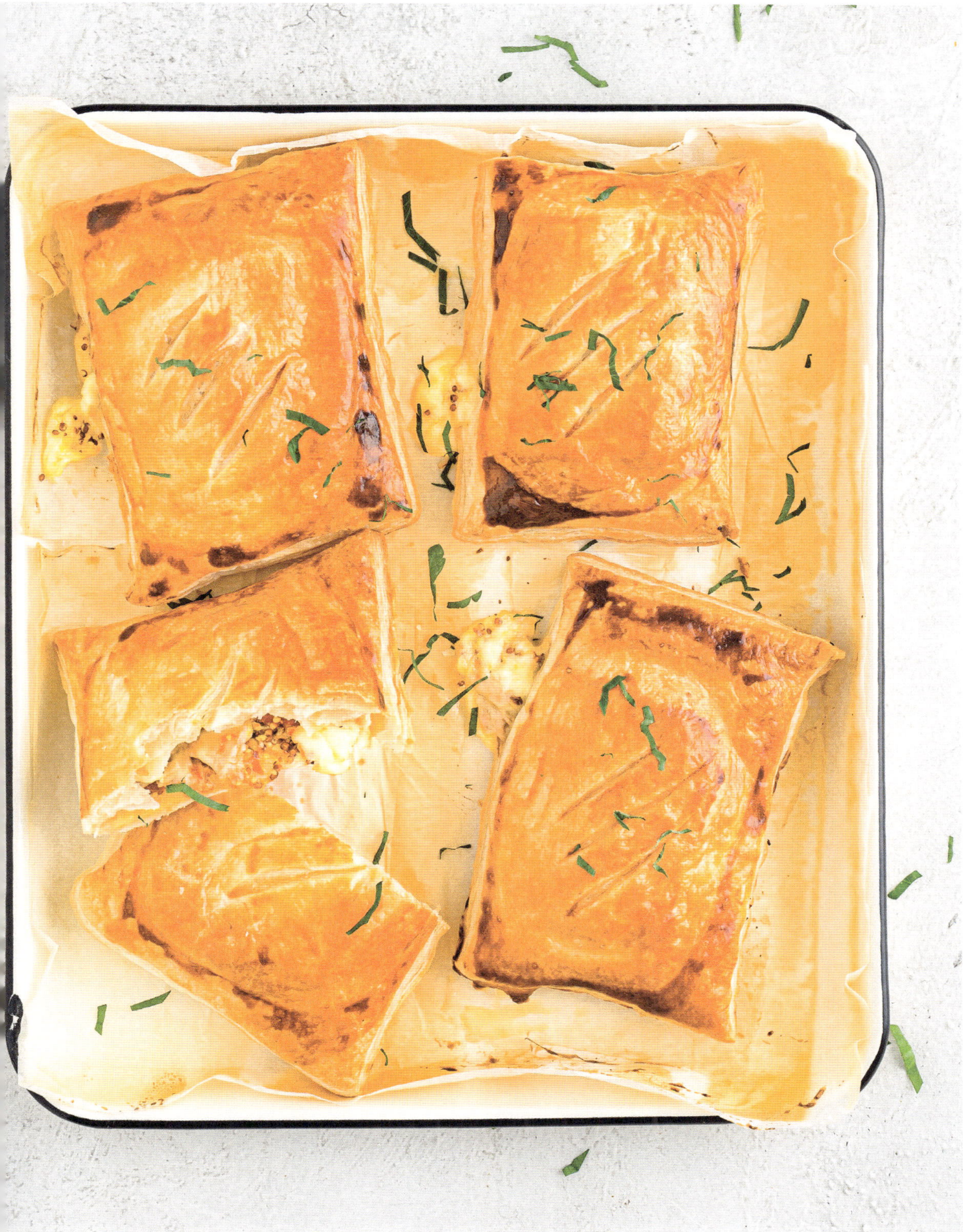

WRAP EXPRESS
DINDE SRIRACHA

1 personne

Préparation – **5 min**

2 à soupe de skyr (ou 1 c. à soupe de mayonnaise)

1 à café de sauce sriracha

1 à café d'échalote en poudre

1 galette de blé

3 tranches de blanc de dinde

1 carotte

1 de copeaux de parmesan

1 pincée de sel

1 Dans un bol, mélangez le skyr, le sriracha, l'échalote et le sel. Étalez ce mélange sur la galette de blé.

2 À l'aide d'un économe, râpez la carotte en longues tranches. Déposez-les sur la sauce puis ajoutez les blancs de dinde et les copeaux de parmesan.
Roulez votre wrap et bon appétit !

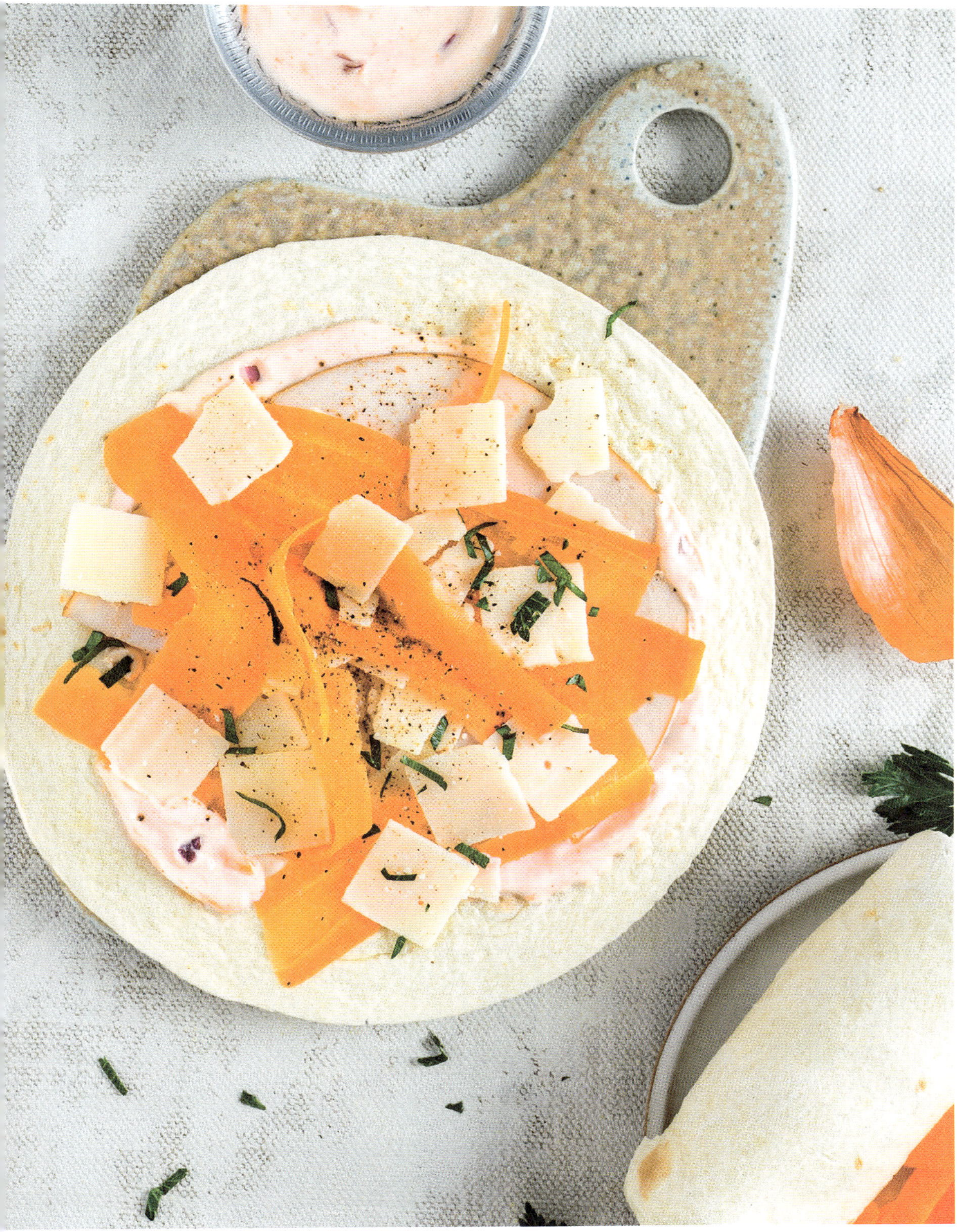

CLUB SANDWICH *TZATZIKI ET THON*

1 personne

Préparation – **5 min**

Cuisson – **10 min**

2 petits-suisses

1  à café d'aïoli

½ concombre coupé en dés

1 goutte de jus de citron

1 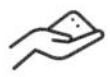 de persillade

2 tranches de pain de mie aux céréales

2 tranches de blanc de dinde

1 tranche de gouda

Salade iceberg

Sel

1 Dans un bol, mélangez les petits-suisses, l'aïoli, le concombre, le jus de citron, le persil et le sel.

2 Étalez le tzatziki sur les 2 tranches de pain, puis ajoutez dessus les tranches de dinde, le gouda, l'iceberg. Et refermez !

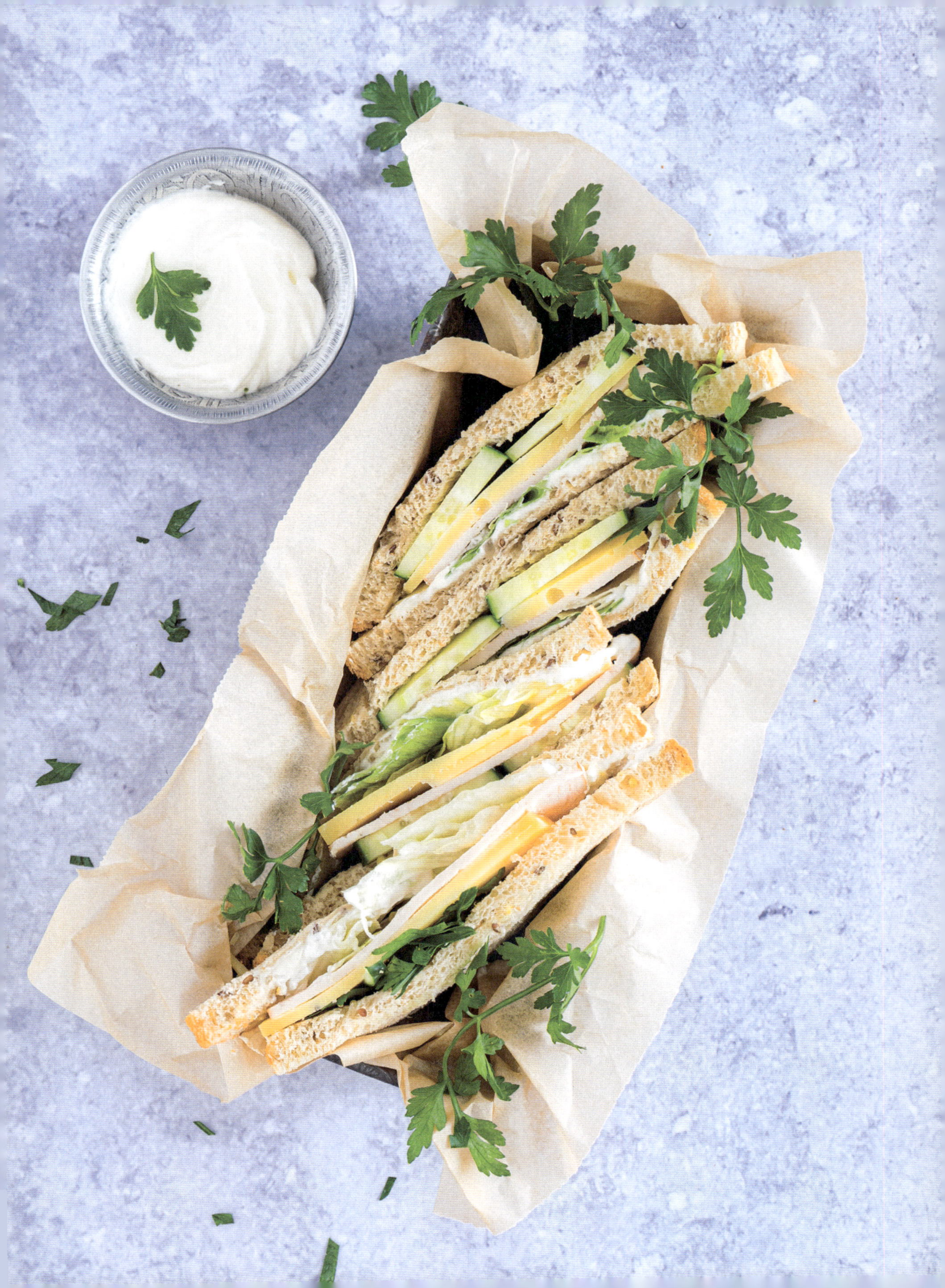

BURGER VÉGÉ
AVOCADO

1 personne

Préparation – **15 min**

Cuisson – **15 min**

2 de haricots rouges cuits et égouttés

1 gousse d'ail

1 échalote

2 à soupe d'eau

1 à soupe de farine de blé

1 à café de concentré de tomate

1 à soupe d'huile d'olive

½ avocat

1 à soupe de crème fraîche épaisse 30 %

1 à soupe de jus de citron

1 pain à burger

1 Hachez bien les haricots rouges avec la gousse d'ail, l'échalote, l'eau.

2 Dans un récipient, mélangez vigoureusement la mixture avec la farine et le concentré de tomate pour obtenir une pâte homogène. Formez un steak avec les mains.

3 Dans une poêle avec l'huile chauffée pendant 2 min à feu moyen, placez le steak 8-9 min puis retournez-le en laissant cuire encore 4 min toujours à feu moyen.

4 Pendant ce temps, dans un bol, mélangez l'avocat, la crème fraîche et le jus de citron. Étalez cette crème sur le pain à burger. Disposez ensuite le steak végétal, refermez le tout et savourez !

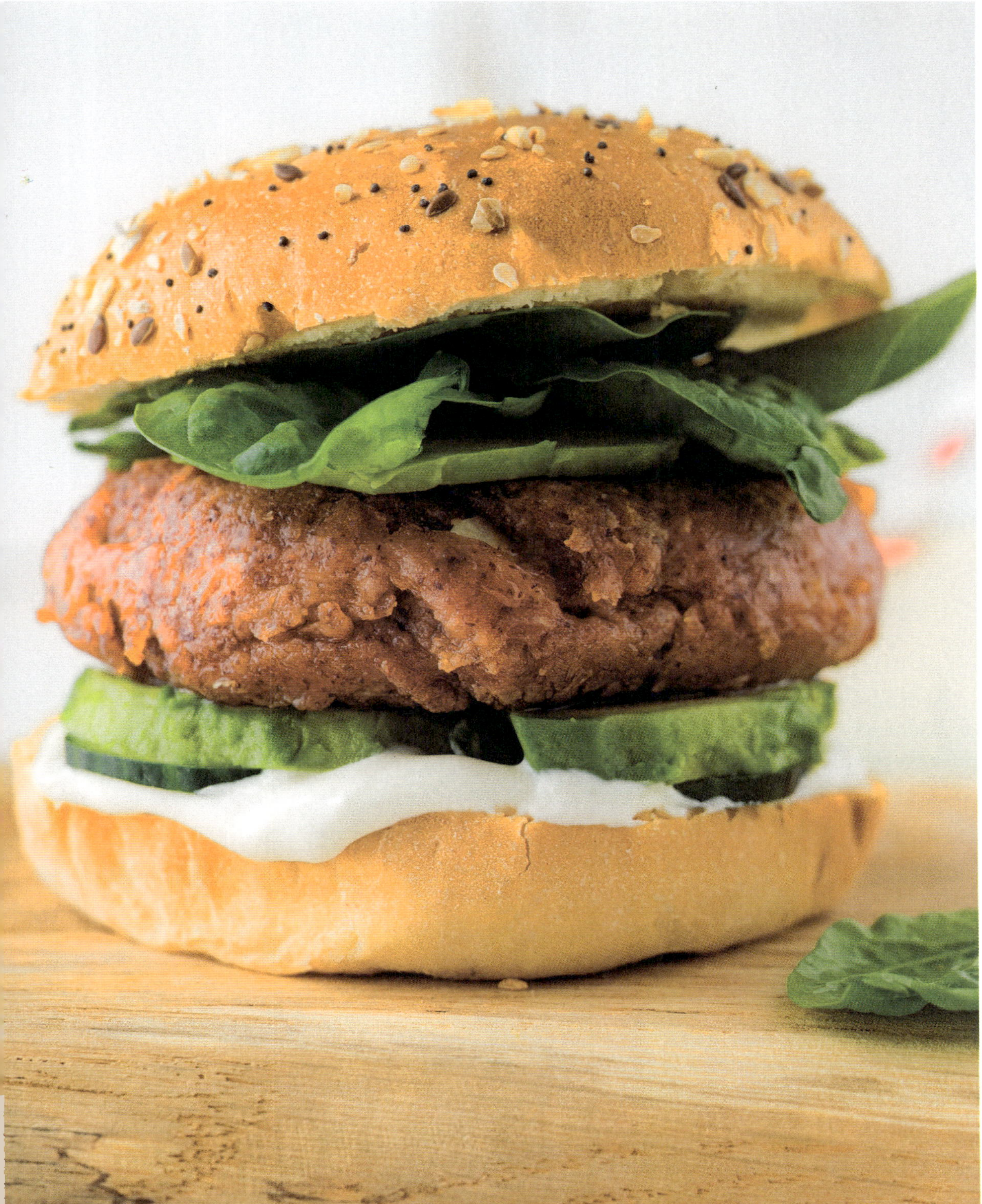

INDEX

INDEX DES RECETTES *PAR INGRÉDIENT*

Lait d'amande

Lardon

Levure chimique

M

Mascarpone

Mayonnaise

Mélange d'épices à l'italienne

Miel

Mimolette

Moutarde

Mozzarella

Muesli

Myrtille

N

Noisette

Noisettes en poudre

O

Œufs

Oignon

Olive verte

Orange

Origan

P

Pain à bagel

Pain à burger

Pain à muffin

Pain de mie

Crédits recettes : Sossopost
Photographies et stylisme : ©Emmanuelle Levesque
Emmanuelle Levesque souhaite remercier l'atelier Ryokan pour les belles céramiques, Louise Lescenne et Laura pour le prêt de sa cuisine.

Direction de la publication : **Isabelle Jeuge-Maynart** et **Ghislaine Stora**
Direction éditoriale : **Émilie Franc**
Direction artistique : **Géraldine Lamy**
Édition : **Bénédicte Bertrand**
Conception graphique et couverture : **Bastien Gelas**
Adaptation et mise en pages : **Hélène Léonard**
Préparation de copie et relecture : **Natacha Dimakopoulos**
Fabrication : **Émilie Latour**

ISBN : 978-2-03-604314-5
Imprimé en Espagne
Dépôt légal : novembre 2022
332123/01 - 11051345- janvier 2023

PAPIER À BASE DE FIBRES CERTIFIÉES

LAROUSSE s'engage pour l'environnement en réduisant l'empreinte carbone de ses livres. Celle de cet exemplaire est de : 1 kg éq. CO_2
Rendez-vous sur www.larousse-durable.fr